増補版

恥をかかない5年目までの

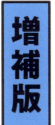

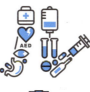

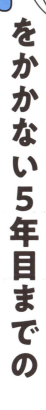

この一冊、
10年使えます!

中山 祐次郎

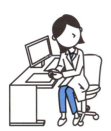
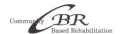

推薦のことば

国際医療福祉大学 医学部 救急医学主任教授　志賀　隆

「おめーなあ！　なんにもわかんねえよ」と外科医の先生に、お叱り
を受けた研修医時代のことをよく覚えています。非常に教育的な先生
だったのですが、アニキ先生と呼ばれている先生でした。この「アニキ
＝30分のお説教」という意味でして、コンサルトしたら１アニキだった
よ…、というような会話が初期研修医ラウンジの思い出話でありました。

　コンサルトをすれば、たとえ教育的であっても「何にもわからない
よ」「何様のつもり？」「長いけど伝わらない！」などいろいろと辛い
フィードバックを受けるものです。そうしていくうちに、「コンサル
トって苦手」「コンサルトってやりたくない」「なんで上の先生が電話し
てくれないの？」と思う初期研修医のみなさんが増えるのも無理はあり
ません。

　そんな若手医師のみなさんに朗報です！　私の友人でコミュニケー
ションの達人である、ゆーじろちゃん、こと中山祐次郎先生が「10年つ
かえるコンサルトの本」を出してくれました。それもわかりやすくっ
て、明日から使えるパールばかりです。

　まず総論としてコミュニケーションの達人である中山先生の極意を学
ぶことができます。
・失礼がない

・必要な情報がある

・長すぎない

この3つとても大事です！　医師はとても忙しいし、プライドも高い人が多いです。なので「お忙しいところすいません」「ありがとうございます」などの気遣いの言葉をかけたり、相手がペンを探している雰囲気、エレベーターから降りたばかりなどを電話であっても考えながらタイミングを合わせることも必要でしょう。また、「婦人科コンサルト時の月経や性交渉歴、妊娠歴」「整形外科に骨折をコンサルトする際のADL、職業、利き腕」など、科によって知りたい情報が違うので必要な情報を簡潔に（できればカルテに）まとめておくことも良いと思います。長すぎないために「結論からお伝えする」「何のためのコンサルトか？明確にする」「患者さんを SBAR で 10 秒程度表現できないか？」など考えておくべきです。これらについてもわかりやすく解説してくれています。

　そして、中山先生らしい「ホンネ」の部分も書いてくれています。若手医師にとって実にありがたいところです。動きが早いけど患者さんに評判が悪い、コンサルトするとキレる、動きが遅い、など注意すべきコンサルト相手の先生の特徴についても解説してくれています。

　各論では、現役バリバリでコンサルトを受ける側の先生方が「こんなことを知りたい」「こんなことをやっておいてほしい」ということを解説してくれています。これはホントにわかりやすいです。ためになりますね！

　「結局のところコンサルトは人間関係である」という中山先生の言葉は実に深いです。私も常々「コンサルトの達人はありがとうの達人」と思っていて、医局を歩くときやコンビニエンスストアに行くとき、エレベーターに乗るときなどに「ありがとうおじさん」になっています。「先生この前ありがとうございました！」「あの判断や治療流石です！」

など感謝をお伝えしています。もちろん、そっけないこともあります
が、こちらの気持ちは必ず伝わっているはずなので、貯金のようにいい
関係性に向けて前進しています。このように、いい関係を築きながら
ゆーじろちゃんの極意をマスターすれば完璧です！

　いやあ、ホント今の若手医師の先生方はうらやましい。こんな本が
あったら、当時の私に今すぐ渡してあげたいです。この本を読んでいれ
ば私でも 0.5 アニキくらいですんだかもしれません。

　2021 年 5 月

増補版発行によせて

中山祐次郎

　2021年6月、世に出た本書は出版後から大変なご好評をいただき、多くの若手医師から「使える」「読みやすい」「役に立ちました」と感想をもらい、いくつかの医学書ブログで紹介をされた。

　3年が経った今、世は大きく変化している。コロナ禍が過ぎ（去ってはいないが）、もと元首が撃たれ、日本人野球選手が米国で伝説を作り、戦争が始まった。

　目まぐるしく変わり続けるこの世界で、それでも根底に流れる基本原則は存在する。欧州の聖書や古代中国の公子や老荘思想に例を取るまでもなく、何千年が流れても人間の本質は変わらない。

　本書は、中山祐次郎という44歳・医師18年目の外科医がこれまでたくさん叱られ、恥をかいてきた苦しい経験から、「どうすれば失敗せずに済んだのか」に特化して抽出した「コンサルトの秘訣」である。私に加え、多くの友人医師が参加した本書は、各科のなかでも「コンサルトを受ける側」たる中年医師が、とっておきの情報を書いてくれた。

　本書が出て3年が経った今読み返しても、何一つ色褪せることはない。当たり前である。私は友人医師たちへの執筆を依頼するときに、「10年経っても、どんな病院でも、どんな地域でも通用することを書いてくれ」と何度も伝えたのだ。各科の医師たちが体得してきたその専門

知識をぐつぐつ何日も煮込んで無駄を省き、いよいよこれ以外は残らない。そんな結晶を集めて本書は作られた。

私は本書の初版「はじめに」にこう書いた。

「本書は必ずやロングセラーになります」と。

その宣言が達成されたことにかすかな満足を覚え、すぐに打ち消した。どうしても必要な情報を、練りに練って作った本なのだ。売れるのは当たり前なのである。

さらに嬉しいことに、増補版では糖尿病・代謝内分泌科の項目を増やすことができた。これまでなんとなくオーダーしていた血糖測定、そして意識障害の患者の血糖、超高血糖や低血糖の初期治療。これらをすべて明快に答えてくれた。おかげで本書はさらに高いレベルのところに上れた。

購入したらまず一読して欲しい。3時間もかからないはずだ。そして、自科の急なあらゆる専門外トラブル、つまり胸痛、腹痛、転倒、貧血などのときに見返し、「コンサルト前、これだけは」を実施してコンサルトして欲しい。

相手の科のドクターは「こいつ、やるな」と思うであろう。そして患者へは迅速に治療を介入することができる。これもまた臨床医の実力である。

本書が、コンサルトに悩める若手医師や、コンサルト法を学びたい医学生の道を照らすものとなれば、筆者としてこれほど嬉しいものはない。

2024年9月11日

緊急手術前の医局デスクにて

はじめに

中山祐次郎

＊＊＊

　朝から湿り気のまじった空気の中、国産中古の愛車を飛ばして13分、いつもの病院駐車場へと着く。車を降りると、初夏に独特の陽射しが、それも梅雨の前の希望に満ち溢れた陽射しが目を射す。

　最近夜泣きが減っていたというのに、昨夜は0時きっかりに赤ん坊が泣き出したのであった。15分待っても寝ないのでミルクをあげ、抱っこひもでゆらゆらと揺らす。広くはない部屋の端から歩き、斜めに一番遠い端まで歩く。真っ暗なので、無印良品のソファに足をぶつけないよう注意しながらだ。端までたどり着くと、また向こうの一番端まで歩く。腹腔鏡手術の無理な姿勢で痛めた腰が、ズキズキと痛む。明日はロボット手術だから座ってやれるものの、なるべく睡眠時間は確保したい。

　部屋ウォーキングが30往復を超えた頃、ベビーが一度大きなあくびをした。チャンスとばかり、畳み掛けるように31往復目を踏み出す。

　ベビーが寝たのは、結局1時を過ぎてからのことだった。油断してすぐにベビーベッドに置くと「背中スイッチ」が発動して起きてしまい、恐ろしいことに振り出しに戻る。1時間ぶりに座ると、足が疲れ切っているのが初めて感じられた。

　朝の医局で大急ぎで白衣をはおり、病棟へ。7時半からの回診に間に合い

ホッとする。8時過ぎに回診は終わり、それから患者さんからの問い合わせ電話が2件。他科の患者で手術にヘルプに入った人を診に行く。ロボット手術のための指示を出しに、手術室へ。シミュレーターで少し手を動かしウォーミングアップもしておく。腰は痛い。患者は9時入室だ。朝食はその直前に取ろう。そう思い急ぎ足で行った売店でサンドイッチを買うと、院内用iPhoneが鳴った。

「もしもし、お忙しいところすみません。研修医の〇〇ですが、救急外来に腹痛の患者さんがいまして……」

＊＊＊

皆さん、初めまして。消化器外科医の中山祐次郎と申します。2006年に鹿児島大学医学部を卒業し、以来15年、外科医として働いてきました。

冒頭の、いち中堅外科医の生活を描いた小説風の文章に驚いた方もおられるかと思いますが、じつは私、小説家としても働いています。2021年4月にテレビ朝日系列でドラマ化した「泣くな研修医」シリーズは、実に38万部を超える大好評をいただいています。ありがとうございます。

医師として、小説家として、若手医師の皆さんにどうしても伝えたいものがある。そう思ったのは2018年のことでした。当時、臨床を一年休んで京都大学公衆衛生大学院の学生をしていた私は、この本の編集者、横尾さんと出会います。メガネ姿の真面目そうな横尾さんと何度も何度も、何時間も「いまの若手医師にとってどうしても必要で、しかもまだ無いものはなにか」を長時間にわたり話すうちに、「コンサルトの本」を作ろう、となったのです。

病院でいつも困っている「コンサルト」について、総論、つまりどん

なふうにコンサルトをし、どんなコンサルト状を書くか。そして各論、つまり胸痛で心筋梗塞を疑ったら最低限何を検査してどのタイミングで怖い怖い循環器内科医にコールするか。それを解説した本は、これまでどこにもありませんでした。

冒頭の文章では、若手医師の皆さんに中堅外科医の生活を少しでもご想像いただければと書いたものです。こんな、バタバタしている中堅医師へのコンサルトですから、伝える技術が必要なことは間違いありません。それを、「コンサルトする側」「される側」の豊富な経験を踏まえて、皆さんになんとかお伝えしたい。そして、忙しく、怒られることの多い臨床現場を少しでもストレスフリーにしたい。そんな気持ちで書きました。失敗して流す涙はいらない、そう私は思っています。

この本は、中山が以下の5点に強いこだわりを持って作りました。

1．総論は、中山がすべて書く

中山がおびただしい数の失敗の上に学んできたコンサルト・スキルを、作家の筆で「面白く読める」ものにすることにこだわりました。あかんコンサルト、最高のコンサルトなど……何度でも読みたくなる、そんな総論とコラムになりました。時間がなくてもざっと最後まで読める本、が本書です。

2．各論は、コンサルトを受ける学年（中堅）の医師にお願いする

重鎮医師ではなく、研修医や若手医師から直接電話をもらう学年の医師に書いてもらうことにこだわりました。「現場で何が求められるか」をもっとも端的に伝えてくれることになります。

3．中山の知り合いの、親しい友人医師にお願いする

同時に、知り合いの医師（大学時代からの友人など、付き合いの深い友人ばかり）に依頼することで、もらった原稿に対して1ミリも遠慮のないツッコミをしました。「これ、どういうこと？」「ここ、わかりにくいです」など、領域によっては10回以上書き直してもらったところ

も。普通の医学書では、2〜3往復が普通だと思いますし、遠慮がありますが、本書ではとにかくしつこくやり取りをしました。そう、刀鍛冶が刀を何百回も叩いて鍛えるように。

4.「10年後も通用する」をモットーに

　各論で、私が各執筆者のドクターたちにお願いしたこと。それは、「10年後も通用する内容にして！」ということでした。医療体制が変わり、検査が変わり、エビデンスが蓄積されて行ったとしても、その症候と疾患を貫く真実はあるはずだ。そう中山は考え、こうしつこくお願いをしました。

5. 磨き上げる

　この本は、内容がほぼ出来上がってから、3人の「ブレイン」と呼ばれる若手医師の皆さんによってじっくりとあらゆる角度からチェックされ、アイデアが出されました。たとえば各論の最初のフローチャートは、ブレインのご意見で追加されたコンテンツです。3人の1〜4年目（当時）のブレイン医師たちが、荒削りな本書を丁寧に整え、ブラッシュアップをしてくださいました。

　これら5点にこだわった結果、この本を作るのになんと3年もかかってしまいました。

　ですが、執筆者の先生・ブレイン医師・編集者の横尾さんとともに作り上げた今。

　私は金曜深夜の医局で、静かな興奮に満たされています。

　この国の8000を超える病院で、30万人以上の医師が何十万回、何百万回もなんとなく行ってきた「コンサルト」という行為。これが、いま音を立てて次のステージへと進んでいくのです。何を大袈裟な、と言う方もいるでしょう。しかしコンサルトとはコミュニケーションのこと。コミュニケーションが円滑でない医師たちによる治療が、どうして最善のものになりえるでしょうか。この本は、医師たちのぎこちないコミュ

ニケーションを滑らかにする潤滑油のように、日本全国の病院へと行き渡っていきます。

　そして、本書で取り上げられなかった症状たち。本書が医師たちにしかるべき評価を受けたなら、改訂版として年々進化していくことでしょう。

　この場をお借りして、ブレインとして本書を磨き上げてくださったkokupo先生、さとみな先生、荒木貴裕先生には心より感謝と御礼を申し上げます。編集者として多数の執筆者の先生方に何度もやり取りをしていただき、文字通り数え切れない回数の打ち合わせ・メール・電話をした株式会社シービーアールの横尾直享さん。本書は必ずやロングセラーになります、これからもよろしくお願い致します。そして各論を執筆いただいた中山の大切な友人の皆様に、心からの御礼を申し上げ、謝辞とさせていただきます。

　2021 年 5 月

　　　　　　　　初夏のふくしま、医局のデスクにて

CONTENTS

恥をかかない 増補版 5年目までのコンサルト
この一冊，10年使えます！

執筆者一覧 ·· XVI
登場人物紹介 ··· XVII

第一章 コンサルトのキホン

1-1．なぜコンサルトは難しい？

対話：ある日の医局風景① ······························· 2

コンサルトは誰も教えてくれない ······················· 3

本当は難しくないコンサルト ···························· 4

1-2．コンサルト，電話の秘訣

対話：ある日の医局風景② ······························· 8

電話の極意① 結論から言え ···························· 11

電話の極意② 何をして欲しいか言え ················· 13

電話の極意③ 短く言え ································ 14

対話：できる電話コンサルト ···························· 15

XIII

1-3. コンサルト依頼状の秘訣

対話：ある日の病棟風景 ································· 18

コンサルト状の極意① 失礼がない ················· 22

コンサルト状の極意② 必要な情報がある ········· 22

コンサルト状の極意③ 長過ぎない ················· 23

1-4. やってはいけない，コンサルトの禁忌

禁忌① コンサルトするとキレる先生 ··············· 28

禁忌② 患者さんからの評判が悪い先生 ············ 29

禁忌③ 対応が遅い先生 ······························· 29

1-5. コンサルトにまつわるけっこう微妙なハナシ

診に来てくれたとき，診察に立ち会うかどうか問題 ··· 31

対面で詳しく話したとき，依頼状書くべきか問題 ··· 32

コンサルト後、改善しないときどうしようか問題 ··· 32

第二章 症状別 実践で役立つコンサルト

case1　胸痛で循環器内科 ····························· 38

case2　腹痛で消化器内科 ····························· 48

case3　腹痛で消化器外科 ····························· 54

番外編①　緊急手術で麻酔科 ·························· 58

case4　腹痛で産婦人科 ······························· 62

case5　頭痛で脳神経外科 ····························· 68

case6　貧血で血液内科 ······························· 76

case7	呼吸苦・呼吸不全で呼吸器内科	80
番外編②	COVID-19 肺炎診療	86
case8	整形外科コンサルトに必要な「きず」の見方・伝え方	
		88
case9	骨折，捻挫，脱臼で整形外科	96
case10	高齢者の転倒で整形外科	104
case11	関節痛でアレルギー膠原病内科	110
case12	乏尿・無尿（急性腎障害）で腎臓内科	118
case13	意識障害で糖尿病・内分泌代謝科	124

コラム①	最低のコンサルト	6
コラム②	「御侍史」「御机下」の本当の意味	16
コラム③	今スグ使える，日本語を丁寧に言い換えるリスト	26
コラム④	「誰にコンサルトするか問題」	
	―地雷・ドボン先生回避に看護師を攻略せよ	30
コラム⑤	最高のコンサルト	34
コラム⑥	ベテラン外科医 vs. 若手消化器内科医の	
	アッペバトル	53
コラム⑦	#1 #2 プロブレムリストは必要？	103

結びに代えて

「学年が上がるとコンサルトは適当でもいい」説 136

XV

○ 編　集

中山祐次郎　（湘南東部総合病院 外科）

○ 執筆者一覧 （執筆順）

福田　芽森　（慶應義塾大学医学部 循環器内科）

港　　洋平　（NTT 東日本関東病院 消化器内科）

中山祐次郎　（湘南東部総合病院 外科）

長嶺　祐介　（横浜市立大学医学部 麻酔科学 講師）

中村　浩敬　（東京都立多摩総合医療センター 産婦人科 医長）

岡本　迪成　（北海道大学大学院医学研究科・医学部脳神経外科）

森　　甚一　（常磐病院 血液内科 医長）

山野　泰彦　（公立陶生病院 呼吸器・アレルギー疾患内科 部長）

永吉　信介　（健和会大手町病院 整形外科 医長）

宮脇　義亜　（岡山大学学術研究院医歯薬学域 腎・免疫・内分泌代謝内科学）

石田　真美　（京都大学大学院医学研究科社会医学系専攻 予防医療学分野）

小野　えあ　（あおいろサークル〔糖尿病情報啓発集団〕糖尿病・内分泌代謝科）

登場人物

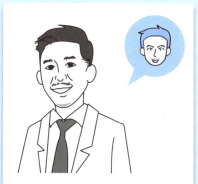

ゴリゴリ先生
ノリと勢いが凄いせっかちな12年目消化器外科医．独身．パリピ．サイド刈ってる．好きな食べものはニラレバ．

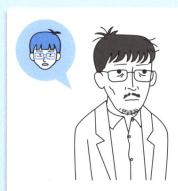

クタクタ先生
とてもロジカルな12年目循環器内科医．メガネで白衣よれよれ，色白でいつも疲れている．好きな食べものはお茶漬け．

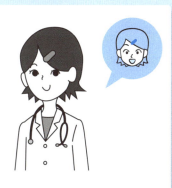

ドタバタコ先生
とても元気で勢いはあるがロジックに乏しい．親も医者．しゃべるとつばが飛ぶ．元バドミントン部．好きな食べものは自分で作ったビーフストロガノフ．

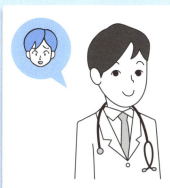

ナデガタ先生
1浪地方国立大卒，親は銀行員．弱々しいがなかなか論理的な思考をする．好きな食べ物は天一のラーメン．

第一章

コンサルトのキホン

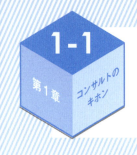

なぜコンサルトは難しい？

―――――― ある日の医局風景① ――――――

ある日の夜9時ごろ．二人の医師が家にも帰らず，
医局のソファでくっちゃべっておりました．

「いやあ，今日は参ったよ」

「おっどうしたの」

クタクタ先生とゴリゴリ先生は卒後12年目，同期の医者で，
科も卒業大学も違いますがなんだか仲良しです．

「今日さあ，ナデガタ君が電話でコンサルトしてきてさあ」

「おっ，ナデちゃんかー．前外科回ってきたけど，あいつ三次会のラーメンだけは好きだったな」

「ゴリゴリ先生，そんなことどうでもいいでしょ．いやさ，なんか胸痛の患者さんがいたらしくて電話が来たんだけどさ，ほとんど何言ってるかわかんなかったのよ」

「おう，そうか．あいつ気合いはあるけどちょっとなよなよしてるからな．ま，まだ研修医だしそんなもんじゃない？」

「いやそれでもさ，話が長くてなかなか本題に入らないし，心電図で

ST変化があるとかいきなり言ってたんだけど，胸痛が『いつから』とか『どんな痛みだった』とかぜんぜん把握してないわけよ．患者さんにも聞いてなかったみたいでさあー」

「おーまあ研修医がやりがちなヤツだな，それ」

「おまけに話す順番もバラバラだったから，ぼく，『結局何してほしいの？』って聞いちゃったよ」

「それはマズイな…よしわかった！ 俺がコンサルトの教育，やっちゃる！」

「いやあ，頼むよ，ゴリゴリ先生．こっちはただでさえカテだらけで忙しいんだから」

ゴリゴリ先生は手に持っていた自前のコッヘルをくるくる回すと，ずんずんと自分の席に歩いていきました．やれやれ，今日は手術を2件もやったのにお元気なようです．

コンサルトは誰も教えてくれない

さて，この12年目の2人．ちょうどコンサルトを一番受ける頻度の高い，中堅の年代です．循環器内科のクタクタ先生は，研修医の先生からコンサルトを受け，お怒りのご様子でした．

このように，中堅のドクターは「何を言っているのかわからないコンサルト」にしばしば遭遇します．なぜこのようなことになってしまうのでしょう．それはずばり，この一点に集約されます．

「コンサルトの仕方を誰も教えてくれないから」

私，中山祐次郎は卒後15年目の消化器外科医ですが，系統立ててコ

第1章　コンサルトのキホン

ンサルトの方法を習ったことは一度もありません．もちろん初期研修医のころ，回る科回る科の直接的な指導者だったお兄さんお姉さんがなんとなく教えてくれたことはありました．

　しかし！　なんだか言っていることは人によってバラバラだし，よくわからんけどコンサルトの依頼状には「御侍史」だか「机の下」だか会ったこともない先生に「お世話になっております」だか書けと言われ，なんとなく書いておりました．

　どうして誰も教えてくれないのでしょう？　答えはカンタンです．なぜなら，

「誰も習ったことがないから」

なのです．そしてもう一つ挙げるならば，

「科によって求められる内容が異なるから」

という点もあると力強く言わねばなりません．
さあ，ではどうすればいいのでしょうか．

本当は難しくないコンサルト

　しかし，コンサルトは実はまったく難しくありません．「型」を一度知り，内容はその都度この本をチラ見すれば必ずうまくいきます．でもいったいどうやって？　という話をするちょっと前に，さきほど述べた2点を復習します．

＜復習＞
なぜ誰もコンサルト方法を教えてくれないのか？

→誰も習ったことがないから
→科によって求められる内容が異なるから

でしたね.

　そうであれば，誰かに教えてもらい，科によって求められる内容がわかれば，コンサルトはカンタンにできるのです.

そこで，この本では2パートに分けてコンサルトを会得します.

①コンサルトの決まり文句
②各症状で求められる内容

　この2つを解説しましょう.

　「①コンサルトの決まり文句」については，私が考えた「もっとも端的で確実に伝わる型」を解説します．私は外科医をやりつつ，作家という仕事も同時並行でやっています．これまで本を5冊，ネット記事を500本くらい書いていますので，「書く」こと，そして「伝える」ことはプロです．そして，病院では激怒されつつもし続けてきた，若手の頃からの何百というコンサルト，そして中堅外科医になり受け続けたコンサルトのエッセンスを入れています.

　そして「②各症状で求められる内容」については，各科の「コンサルトをよく受ける中堅の10〜16年目」のドクターたちにお願いをして書いてもらいました．その辺の大御所の原稿を集めたオムニバス医学書とは異なり，私がいちいち歯に衣着せずガンガン突っ込んで内容を磨いています．私のこだわりは，「日本中のどんな病院でも使えて，しかも10

第1章　コンサルトのキホン

年後も通用する根本的なもの」を書いてもらった点です．表面的なテクニックでもなく，小手先のものでもない．医学の根本に基づきつつ，円滑なコンサルトをする技術をまとめました．

　ですからこの本の内容は，病院のタイプを問わず（＝大学だろうが市中病院だろうが），病院がある地域をも問わず（＝東京だろうが大阪だろうが地域密着の病院だろうが），使えるものになります．さらには，シチュエーションを問わず（＝救急外来からだろうが病棟管理中の他科コンサルトだろうが）使えるフォーマットをシェアしていきます．

コラム1　最低のコンサルト

　11年目の頃，研修医からもらった電話が今でも忘れられません．
　夕方，その日の手術と回診を終え，私は同僚と医局でコーヒーを飲んでおりました．前の病院から一緒に福島に来た腐れ縁のなで肩後輩外科医と，研究のネタ出しをしていたのです．
「手術のドレーンとかどうです？　縫合不全との関係とか」
「あーなるほどねえ」
　広い医局には50人分くらいの席があり，私たちは自動販売機の置かれた休憩スペースにおりました．ピッピッピッピと突然鳴ったPHSには，見知らぬ番号．こんな時間になんだろう，と出ます．
「はい，外科中山ですが」
「あの，研修医の○○ですが，腹痛の人がいて，発熱は38.4度，昨日の夜くらいから痛みがあって，腎機能がちょっと悪いんですが…」
　突然話し出した電話口の相手に，私は驚きました．研修医で，どうやら当直中に腹痛患者でも来てコンサルトの電話なのだろうか？　そう想像はできますが，いくらなんでも不躾に過ぎます．
「ええと，先生はいま当直中なのかな？」
「はい，それで，単純CTを撮ったのですけど造影CTはどうしようかって」
　話が全然見えません．「腹痛の人」が，熱があって，なにか困っているんだろ

6

う，ということが推測できるだけです．これは困ったな，と思い，私は静かに
「患者さんのIDと名前を教えて」
とだけ言いました．

　このセリフ，言われたことがある人もいるのではないでしょうか？　私はこ
のとき，カルテの看護師記録などから病歴を把握し，なんなら画像を先に見る
しかない，と思ったからです．CTまですでに撮っているのなら，先にそれを
見た方が早そうです．
　特に私を含む外科医の多くはせっかちで，何もしないでもったりとしたプレ
ゼンを聞くことができません．私は画像を見ながら，「で，いつから痛いの？」
「ピークはいつ？」「似たような痛みが過去にあったことは？」など，質問をし
ていきました．

　この研修医の先生のコンサルトの問題はいくつかありますが，まず言って欲
しかったのは「当直中の研修医の○○と申します，腹痛患者のコンサルトでお
電話をしたのですが，いまお時間よろしいでしょうか」という一言でした．く
だらないと思われるかもしれませんが，礼儀を失してはいけません．病院内だ
けではなく，相手の都合を想像することは一般社会でも，そして家庭の運営で
も大切です．
　その上で，私が電話口で聞いていたのは，「何をして欲しいのかわからない状
態」で，つらつらとバラバラに並べられた熱やら症状やらデータでした．やら
れたことがない人には伝わらないかもしれませんが，非常な苦痛です．「まず結
論を言え」は，とても大切なのです．
　臨床像というのは一つのストーリーです．「昨日の朝から腹痛が始まったん
だけどたいしたことはなくて様子を見ていたら，途中から痛みが強くなって夕
方一度嘔吐してしまい，これはおかしいと思って病院に来た．受付で熱を測っ
たら38.4度あった」という流れがあるのです．これをぶつ切りにして，「腹
痛・嘔吐・38.4度」とはずいぶん情報量が違います．特に各領域のプロは，
「経過」がどれくらい疑わしい疾患に合致しているかを注目しています．

　えっ，結局そのコンサルトはどうなったのかですって？　残念ながら情報も
研修医の先生の意図もほぼまったく伝わらなかったので，私は救急外来に行
き，患者さん本人から直接病歴を聞き，尿路結石と診断したのでした．腹痛も
よくよく聞くと，左側腹部痛〜背部痛だったのですね．

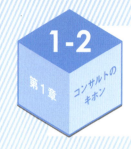

コンサルト，電話の秘訣

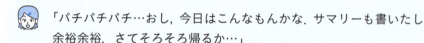

ある日の21時も過ぎようというところ．ホニャララ病院の研修医医局では元気なドタバタコ先生が電子カルテをすごい勢いで叩いています．

「パチパチパチ…おし，今日はこんなもんかな．サマリーも書いたし余裕余裕，さてそろそろ帰るか…」

そこへナデガタ先生がとぼとぼ研修医医局に入ってきました．

「お〜おつかれ〜」

「おおナデちゃんおつかれ！　どうしたの元気ないじゃ〜ん！」

「いやあ，ちょっと上の先生に怒られちゃってさあ…」

「えっそんなのいつもじゃん！！　今，整形外科でしょ？　せーけーの先生たちってドヤな割にチャラいもんねえ！」

「いや僕はそんなこと言ってないけど…」

「え，いや顔が語ってたよ！！」

「…ドタバタコさんはいつも強引だからなあ…」

「まあいいじゃん！　で？　どんなミスしたの？？」

I-2 コンサルト，電話の秘訣

ドタバタコ先生は目を輝かせています．

👩「いやさ，なんか今日ね，術後の患者さんが胸が痛いって言ってさあ．あわてて心電図取ったらST変化があって」

👩「え！ それヤバいやつじゃん！ それでそれで？」

👩「…なんか楽しそうだなあ．それで，せーけーの上の先生がすぐ循環器内科の先生に電話しろって言うから，電話したんだよ」

👩「うん，まあそーだよね」

👩「で，当番のクタクタ先生に電話したら，『何言ってるか意味がわからない』って言われちゃったんだよね」

👩「えー，そんなの研修医だから怒らないで欲しいよねえ．私生活うまく行ってないんじゃない？ なんてね，アハハハ！」

ガラガラッ

そこに入ってきたのは，なんと外科のゴリゴリ先生です．
いますよね，研修医の部屋にズカズカ入ってくる上級医って．

👨「お，ナデちゃん！ ちょうどいい，今日クタクタにコンサルトしたんだって？」

👩「そうなんです．そしたら怒られちゃって…」

👨「らしいな．どんな電話したんだ？ ちょっとやってみろよ」

外科医はいつも無茶振りをします．
しぶしぶナデガタ先生は再現してみました．

第1章　コンサルトのキホン

「えっ．まず『平素より大変お世話になっております，研修医のナデガタです』って言って，それから患者さんの話をしました」

「あのさあ，そういうのって喋り言葉では言わないでいいんだよ．しかも電話コンサルトのときは急いでるだろ？　それで，続きは？」

「はい．『70歳の男性です．もともと整形外科の疾患で2週間前に入院され，先週手術をしたのですが』」

「むう…まあいい，それで？」

「それで，『手術はうまくいきまして，術後すぐに食事や離床ができまして，順調に経過している』と言って，」

「むむむむ…」

なんだか雰囲気が悪くなってきました．

「『それで，今日の17時45分，いや，18時ごろなんですが，病棟で胸が痛いと看護師に訴えられたそうで』」

「むおー！！！！！　もういい！！！！！　やっと出てきた！　結論から言わんかい！！」

「え…でも…」

「そうか…根性から叩き直さねばならんようだな…」

すると，ずっと黙っていたドタバタコ先生が急に口を開きました．

「先生ちょっと待って！！　だって，電話コンサルトの方法，私たち知らないんです！　怒らないで教えてくださーい！」

「む…む…む…ムホー！」

ゴリゴリ先生はそう叫ぶと，ホワイトボードを使ってレクチャーを始めました．

　皆さん，いかがでしたか？　なぜゴリゴリ先生は怒ってしまったのでしょうか．ここでは3つの極意を伝授したいと思います．

コンサルト電話の極意
1. 結論から言え
2. 何をして欲しいか言え
3. 短く言え

電話の極意①　結論から言え

　ゴリゴリ先生が怒った理由はカンタンです．「電話をもらってから，いつまで経ってもコンサルトの目的がわからなかったから」です．

　コンサルトを受ける中堅以上のドクターは，基本的に死ぬほど多忙です．どれくらい多忙かというと，通常業務に加えて，1日にメールを20件返し，スライドを毎週10枚作り続け，毎日よくわからない委員会に出て居眠りをし，既婚者であれば家には不機嫌な夫 or 妻と幼子がいます．飲みにだって自由に行けず，自由時間などほとんどありません．

　こういう人に，ナデガタ先生のような長い電話をしてはいけません．ご挨拶から始まり，患者さんのヒストリーを話すのではなく，まず結論を言わねばなりません．ここで決まり文句を伝授しましょう．

第1章 コンサルトのキホン

決まり文句

「○○先生，今お時間よろしいですか？　研修医（または□□科）の△△です．胸痛患者さんのコンサルトでお電話をしました」

　電話では，まずこれから言わねばなりません．できたら胸痛まで10秒以内に言いましょう．さらに忙しそうな相手の場合は，

「胸痛患者さんのコンサルトなのですが，○○先生，今よろしいですか？　研修医（または□□科）の△△です」

　と，開口一番になぜ電話をかけたのか，結論から言いましょう．こうすれば5秒で伝わります．これは助かります．コンサルトを受ける医師は，誰から来た電話かより，どんな患者さんのコンサルトかに興味があります．かといって名乗らないのは失礼なので，早口でこのように言いましょう．

　この「胸痛患者さんのコンサルト」は，バリエーションがあります．例えば，救急外来で当直中に虫垂炎疑い患者さんがいて外科医に電話するとき

→「虫垂炎疑いの患者さんについて手術適応のご相談なのですが」

　と一言目に言われれば，どんな外科医でも目が覚めるでしょう．これが「82歳女性，本日19時ごろより腹痛を訴えられ…」となると，二度寝リスクが跳ね上がりますので注意が必要です．

電話の極意② 何をして欲しいか言え

　次は，コンサルトの目的である「何をして欲しいか」をはっきり言うことです．例えば，「胸痛がありST-T変化が見られるためいろいろ手を打っているが，手が空いたらダッシュで来て欲しい」ときと，「胸痛がありST-T変化が見られるが，何をしたらいいかさっぱりわからないのですぐ来て欲しい」ときではだいぶ違いますよね．

　つまり，どれだけ急ぎなのか，そしてこちら側はどれだけ対応できているのか，を伝える必要があるのです．大急ぎのときには，「すぐ来てください」と言わねばなりません．えっ，言いづらい？　でも，患者さんがアレスト（心肺停止）になって人手が足りなかったら，コード・ブルーとかEコールとかしてダッシュで来てもらうでしょう．あれは「理由はともかく，今すぐダッシュで来て！」という意味ですよね．あるいは電話で「今すぐ来てください！」と言うでしょう．でしたら，遠慮せずにコンサルトのときでも言いましょう．大丈夫，給料はその分もらっています．

「申し訳ありませんが，すぐ来ていただけませんか？」

というセリフで言いましょう．言いづらいときは，自分の所属科の同じくらいの年齢の先生に電話をお願いするのも有効な作戦の一つです．

　そして，患者さんの胸痛に対して上級医も自分もまったく対応できず，何をしたらいいかまったくわからないことがありますよね．その時は，こうするのです．まず，ソッと自分の所属科の上級医の前から離れる．そして，こう言うのです．

「すみません，正直言って，何をしたらいいか私も上の先生も

13

第1章　コンサルトのキホン

まったくわかりません」

　もう「助けてください」の一歩手前まで言えば，どんなに腰の重いコンサルト先の先生でも来てくれるでしょう．あるいは手が空いていなければ，代わりの先生を寄越してくれるに違いありません．

　このように，「すぐ来て」なのか「今日中に診て」なのか「あとで画像見て」くらいなのか，これはコンサルトする側がはっきり言わねばなりません．コンサルト先の良心に任せていてはいけません．なぜなら，コンサルト先の先生はどんな状況か知らないのです．そしてあなたの実力も，その科の上級医の対応力も知らないのです．ですから，必ず「すぐ来て」「今日中に診て」などをはっきり言葉で伝えましょう．

> ## 電話の極意③　短く言え

　そしてこれが難しいのですが，「コンサルト電話は短く」です．とにかく長いのです．コンサルト電話は，まるで結婚式のときの教授の来賓挨拶くらい長い．これでは，すぐ行こうかと思っても腰が重くなります．

　もちろんコンサルトを受ける医師の中には，細かい所見と臨床推論の過程を聞きたがる人がいます．そういう医師の場合には，始めに短くプレゼンし，「他の検査所見教えて？」や「なぜその病気を疑うに至ったの？」と聞かれてから初めて話すようにしましょう．どちらかというとそういう医師のほうがマイノリティだと思いますので，全部最長でやってはいけません．

　では，どうやって短くするかと言うと，すでに答えは出ています．上の「①結論から言え」と「②何をして欲しいか言え」を伝えると，言うことの8割は終わっているのです．あとは決め手となるような身体所見や検査所見を伝えればおしまいです．

実際にやってみましょう．研修医のナデガタ先生が，胸痛患者さんを中堅循環器内科医クタクタ先生に電話でコンサルトしたのでしたね．

できる電話コンサルト

「クタクタ先生，今お電話よろしいでしょうか？　研修医のナデガタです．胸痛患者さんのコンサルトなのですが」**（①結論から言え）**

「はい，なんでしょう（おお，胸痛だって？）」

「整形外科入院中の70歳男性，術後3日目である本日，今から15分前に突然の胸痛を訴えました．徐々に増悪する胸痛のため心電図をとるとST-T変化が見られました」

「あれま」

「すみませんが，これ以上何をすればいいかわからず，今来て頂けますでしょうか？」**（②何をして欲しいか言え）**

「ほい．今，私外来中なので，ほかの先生にすぐ行ってもらうね」

このようになります．
どうですか？　とっても短くないですか？
そして短いけれど，「心電図でST-T変化のある胸痛患者さん」「今すぐ来て」って伝わりましたよね？
既往歴とか内服歴とか，カルテ見ればわかりますしコンサルト電話では必要ありません．もちろん整形外科でどんな手術をしたかも，現時点では不要です．このように，必要最低限の情報だけを伝えればいいのです．あとはコンサルトの依頼状や，実際に診察に来たときに伝えればいいのです．

第 1 章　コンサルトのキホン

　私たち中堅医には，何度も経験があります．一生懸命電話でプレゼンしてもらったんだけどさっぱり頭に入らず，あとでカルテですべて見直した経験が．もちろん口頭の情報だけでは言い間違い，聞き間違いの危険性がカルテ閲覧よりはるかに高いので，確認するためにもう一度カルテを見るということもあるのですが．

では，おさらいしましょう．

コンサルト電話，3 つの秘訣

「結論から言え，何をして欲しいか言え，短く言え」

コラム 2　「御侍史」「御机下」の本当の意味

　医師同士のコンサルトでは，よく宛先に「中山祐次郎先生　御侍史」とか「御机下」と書かれることがあります．御侍史は「おんじし」，御机下は「ごきか」あるいは「おんきか」と読みます．それぞれ，手紙の相手を高める意味で使われるものですが，正確な意味をご存知でしょうか？

　御侍史は，「私のような者が宛先の先生に直接お送りするのは失礼であるから，侍史，つまりお付きの書記宛にお送りしますよ」という意味になります．広辞苑でも「貴人のそばに控えている書記」の意味とありますね．一方，御机下ですが，こちらは広辞苑では「書簡で，宛名に添えて書く語．相手の机の下まで差し出すという意で，敬意を表す」とあります．

　ですから，これらに「御」をつけるのはヘンである，という意見があります．たしかに語義から考えれば，謙譲のために本人を直接宛名としておらず，お付きの者に御をつけるのはやりすぎのような気もします．ましてや机の下に御はおかしいでしょう．

　そこで私中山，全力で探してみました．すると，「みだれ髪」などで有名な与謝野晶子が書いた手紙に「森潤三郎様　御侍史」とあるではありませんか（与

謝野寛晶子書簡集成第3巻：昭和6年〜昭和10年　著者：与謝野鉄幹，与謝野晶子　八木出版　2002年1月）．漢詩にも明るかった与謝野晶子が使うのですから，あながち間違いではないかもしれません．

　ところで，手紙につけるこのような敬称のことを「脇付（わきづけ）」といいます．御中なんかもその一つですね．脇付は一般的な用語として使われますので，ぜひ知っておきましょう．この脇付，調べてみると昔の医学者や偉人がどんなものを使っているかという資料がありました．江戸時代の緒方洪庵やら北里柴三郎やらの書簡の敬称をまとめています．興味深いので転載します．
「敬称は，やはり様，殿，先生などが基本であるが，老台，賢台，国手，盟兄など，いろいろある．宛名に書き添えた脇付が多彩である．侍史とか机下とかが多いが，閣下，座下，虎皮下，膝下，玉案下，梧下，台下，揚下，研北，侍曹，御執事中などを始め，実にさまざまである．当時の格調高い漢語主体の文章や候文などによくマッチしていて，自在に使いこなされている．手紙を書いた人の漢学の素養が窺（うかが）われて奥ゆかしい．」〔日医ニュース第1239号（平成25年4月20日）https://med.or.jp/nichinews/n250420i.html〕

　どれも文化の香りがする脇付ですね．みなさんも，時々は「閣下」でコンサルトしてみるのも面白いかもしれませんね．閣下先生とかあだ名がつきそうですが．

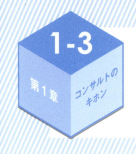

コンサルト依頼状の秘訣

ある日の病棟風景

ドタバタコ先生は消化器外科ローテーション中です.「術後2日目の担当患者さんがわけのわからないことを言って暴れている」と,病棟から呼び出しのコールがありました.急いで行ってみると,ご高齢の男性患者さんがベッドの上で仁王立ち.ドレーンと尿管のチューブがぶら下がっています.周りには看護師4人がオロオロ….

「えー! ど,どうしたの??」

看護師「先生! ○○さんが大暴れしちゃって!」

「大変! てゆうか,誰だっけ…」

看護師「えー先生覚えててください.おとといオペだった86歳の男性患者さんです」

「あっそうだった.私オペに入ってた(笑).癒着がすごくて時間かかった人だった」

看護師「先生,そういうのいいですから,なんとかしてー!」

「わかったわ,なんとかする! …って,何すればいい?」

看護師「ガクッ.昨夜から怪しかったらしいんですが,今日になって不穏です.精神科コンサルトしてください!」

「お,おう,(こないだ電話コンサルトの方法習ったし…大丈夫か…)」

わかったわ！」

看護師 「お願いしますね！！」

患者さんは仁王立ちのまま，「帰る！　帰らせろ！」と怒鳴っています．これは大変．ドタバタコ先生は大急ぎで精神科の日中コンサルト当番の先生を見つけると，PHS に電話しようとしました．「えっと，チョット待って私，たしか『結論から言え，何をして欲しいか言え，短く言え』だったわね」

ゴリゴリ先生の顔が思い浮かび，頭の中で一瞬整理します．

結論：術後せん妄の患者コンサルト
何をして欲しいか：①今すぐじゃなくても今日中に診て欲しい
②せん妄対策教えて欲しい

「よし，これなら大丈夫」

プルルルル　プルルルル

「プシ子先生，今お時間よろしいですか？　研修医のドタバタコです．外科で術後のせん妄患者さんのコンサルトでお電話をしました」

プシ子
先生 「あっごめん急ぎかな？　今外来中だから，緊急じゃなかったらあとで行きまーす．依頼状書いといて♡」

「ハイッ！　承知しましたッ！」

ガチャ

第1章 コンサルトのキホン

電話はすぐに切られてしまいました．
（よしっ，じゃあ依頼状を書こう．でも，これまで1回しか書いたことないし，そのときは前の依頼状のコピペだったし…）
ドタバタコ先生は腕組みをして困ってしまいました．

「よっ，どうよ調子？」

そこへ，なぜかゴリゴリ先生が．日中なのに，
外科医のゴリゴリ先生がなぜ病棟に現れるのでしょうか．

「先生，なぜここへ！？」
「いやあ，患者さんが風邪をひいてオペ飛んじゃってさあ」
「マジすか…でもちょうどいいところに．実は今，術後せん妄の患者さんのコンサルトを精神科にかけていて，忙しいらしく依頼状書いといてと言われちゃったんです．でも私，マトモに書いたことがなくて..」
「なにぃー！！？ 初めてだとー！ 今まで外科ローテで一体何を…」
「すみませんー！！ でも先生，怒らないで教えてください！！」
「む，む，む，ムホー！ 教えちゃる！！！！」

ゴリゴリ先生はそう叫ぶと，レクチャーを始めました．

病棟医をやっていると，こんなシーンに遭遇することがありますね．他科にコンサルトせねばならず，その先生は忙しいので手紙（コンサルト依頼状）をとりあえず書くというシーンです．

I-3 コンサルト依頼状の秘訣

さて，ここから**コンサルト状の極意**を伝授することにいたしましょう．

コンサルト状は，正しい型が決まっています．一度書いてしまい，電子カルテの病院の人はそれを単語登録しておくといいでしょう．しょっちゅう使いますから．例えば私は「へいそ」と入力して変換すると，「平素より大変お世話になっております．ご相談させていただくのは○○の△△歳男性/女性の患者さんです．経過ですが，〜〜」と出てくるようになっています．あとは空欄を埋めるだけで OK です．忙しい病棟業務は時短時短！

さて，それでは正しい型を提示しましょう．ポイントは

> **コンサルト状の極意**
>
> ❶ **失礼がない**
> ❷ **必要な情報がある**
> ❸ **長過ぎない**

という 3 点です．以下の例は，ドタバタコ先生が遭遇したケースで書いています．

「平素より大変お世話になっております．ご相談させていただくのは外科病棟入院中で術後せん妄の 86 歳男性の患者さんです．経過ですが，本日より 5 日前の○月○日に入院し，3 日前の○月○日に手術を行いました．術式は xxx で，特にトラブルなく終了しています．術後経過は良好でしたが，昨夜から不眠が始まり，本日になりせん妄になっているよ

21

第1章　コンサルトのキホン

うです．ご多忙のところ恐縮ですが，診察とご指示をいただければ幸い
です．」

コンサルト状の極意①　失礼がない

　これは，冒頭の「平素より大変お世話になっております．」と「ご多忙
のところ恐縮ですが，診察とご指示をいただければ幸いです．」です．
「へいそ」「ごたぼう」で単語登録すれば各々1秒で出ますので，この文
言は毎回入れましょう．合計2秒のコストは，コミュニケーションを円
滑にするために無駄ではありません．

コンサルト状の極意②　必要な情報がある

　非常に重要なのが，「必要な情報がある」というもの．なにを当たり前
な，と思われるでしょうが，これが入っていない依頼状はじつは非常に
多いのです．
　では，どんな情報が「必要な情報」なのでしょうか？

患者データ

　これらはカルテを見ればわかりますが，文中にあるといろいろな判断
の助けになります．最低限これらは入れましょう．
- 患者の年齢・性別
- 主疾患
- 入院か外来か

何を疑っているか

　「本日になりせん妄になっているよう」と上の依頼状にはありますが，

このように書くか,「薬剤熱を疑っております」というようにはっきりと書いても良いでしょう.

　良くないのは,依頼状の文中の身体所見や検査所見から「匂わせる」だけのもの.コンサルトされる側は「いやそれアッペって言いたいの?」と思いますが,はっきり言われないと何がしたいのかわかりません.必ず,疑っている病態や病名を書くようにしましょう.

コンサルト状の極意③　長過ぎない

　これについては,長さは上の例くらいが良いでしょう.字数にすれば,礼儀の文なども含めて全部で200字くらいです.これより短いと,礼儀と「コンサルトしてます」だけで情報がなく,依頼状を書く意味がないでしょう.そして,たまに超長文の依頼状をいただくことがありますが,はっきり言って読めません.これより長くなるようでしたら,それはかなりややこしいコンサルトということですから,直接口頭で説明すべきです.そのようなややこしいコンサルトは,足を使ってその先生のところへ出向き,ぜひ対面ですることをオススメします.

　少し話が逸れますが,ここで「コンサルトは対面であるべきか否か?」という疑問にお答えしておきます.

　上記のように,200字で説明できないくらい長くなるコンサルトであれば,対面ですべきです.その理由は,コミュニケーションの点からと,情報量の点から説明します.まずはコミュニケーションの点から.

　コミュニケーションの点から,長めのコンサルトは対面がベターです.なぜなら,コンサルトを受けるわれわれ中堅医師やそれ以上の年齢の医師は,デジタル・ネイティブではなく,ずっと対面で意思疎通を図ってきたからにほかなりません.私(1980年生まれ,41歳)が高校

第1章 コンサルトのキホン

生のとき，世の中に初めて携帯電話が出てきました．今の500 mL ペットボトルより大きいもので，もちろん通話機能しかありません．私はポケットベルで「852561711223（横浜行く）」とか「15813372（おやすみ）」とか打ってました．

　そんなわけですから，みなさんの感覚とはかなり違うと思ってください．足を使って対面でのコンサルトに，われわれは「丁寧さ」と「本気度」を感じるのです．もちろん多忙なときはいつもというわけではありません．

　もう一点の理由は，情報量です．情報量が多い（＝経過が長く複雑な）コンサルトでは，画像や検査結果，そしてそれらの時系列結果などが入り乱れてプレゼンすることになります．現段階で画面共有をしてプレゼンできる電子カルテやシステムはほぼないでしょうから，こんなややこしいコンサルトは目の前で電子カルテを動かして説明するしかないのです．

　これを電話でやると，依頼する側が見ているものとされる側が見ているものが違い，話が食い違うことがよくあります．これは双方にとって非常にストレスですし，時間の無駄です．

　この2点の理由から，
「ややこしいコンサルトは必ず対面で」
と覚えておきましょう．

　おさらいです．

コンサルト依頼状，3つの秘訣

「失礼がない，必要な情報がある，長過ぎない」

24

これが依頼状の極意です.

　付け加えるとしたら,「科独自の専門用語は使わない」ということ.
　内科医の常識は外科医の非常識. 眼科医の常識はだいたいみんなの非常識（すいません, 専門性が高いという意味です）. これを肝に銘じておきましょう. 具体例を挙げると, 上に挙げた依頼状のこの部分,
「術式は xxx で, 特にトラブルなく終了しています. 術後経過は良好でしたが…」
　これは, 外科医だけにしか通じない用語で書くと
「術式は LDG D1＋で, 通常通り RY でつないで終わっております.
POD1 から離床, POD2 から飲水開始しましたが…」
　となります.
　精神科の先生には術式が LDG（腹腔鏡下幽門側胃切除術）であることも, 再建法が Roux-en-Y であることも不要ですよね. POD だって Post operative day の略と知らないかもしれませんし, 離床・飲水の詳細な開始タイミングは不要です. ただ術後経過がいつも通り（クリニカルパス通り）順調であると伝えればいいのです. このあたりはセンスですが, ある程度「翻訳」して伝えるようにしましょう.

第1章 コンサルトのキホン

コラム3　今スグ使える，日本語を丁寧に言い換えるリスト

　ここでは「日本語を丁寧に言い換えるリスト」を作りました．このリストは，本書を作るにあたり意見をいただいてきた若手チームの先生からのアイデアです．この若手チームは卒後1〜4年目の先生方3名からなり，「ブレイン」と呼んでいます．実は，本書の随所にブレインからのアイデアや「ここがわかりにくい！」といったご意見を反映しているのですね．だからこんなにいい本になったのです．手前味噌はこれくらいで，さっそく行きましょう．

1.「先生の科」→「貴科」

　これはほぼ100％，コンサルトを書くときには使います．しかし「きか」だと変換で出ませんので，きひん→貴賓，として賓の字を削除し，科と書くと速いですね．手書きだとこういう煩わしさはありませんね．紹介元へは「貴院」を使いましょう．

2.「診察してください，診てください」→「ご高診のほどお願い申し上げます」

　こちらも決まり文句です．貴科と合わせて「貴科的ご高診のほどお願い申し上げます」で登録しておくといいでしょう．

3.「教えてください」→「ご教示いただければ幸いです」

　これはコンサルト状だけでなく，一般の方とのメールでも有用です．

4.「ぶっちゃけ，全然わかりません」→「正直申し上げて，具体的な鑑別が上がっておりません」

　救急外来でも病棟でも，「あーなんだこれ全然わかんないね，とりあえず○○科コンサルトしといて」と上司に言われることってありますよね．こういう「とりあえず診てくださいコンサルト」の場合は素直にこう言い切ってしまいましょう．本当は具体的もクソも，なにもわからないのですが，そう書くのは相手に失礼ですし，これくらいがちょうど良いかなと思いますよ．

　さて，これくらい読んでくると，「こういう形式的なやつってクソじゃない？

内容さえちゃんと伝われば，貴科とかご教示とかどうでもよくない？」と皆さんお思いのことでしょう．ハッキリ言いますが，中山も大賛成です．こういうことに時間を割くのは本質ではありませんし，いいからさっさと診てくれよ，俺も腹痛のコンサルト来たらすっとんで行くんだからさ，と思います．

　が，一方で私は，このような「形式的にでも相手に敬意を表する文化」自体は大好きです．上司をマイケルと呼び捨てにし，料理といえば焼いた牛肉をパンに挟んでコーラで流し込み，世界の平和はどうでもいいから自国最強，そういう国になりたいかどうか，という問題なのです．お互いを敬い，相手の専門性を尊敬する．そして関係を築いたら，言わずとも伝わる文化を日本は大切にしてきました．

　かの画家，パブロ・ピカソはキュビズムという手法の絵（ヘンな顔の真ん中に線が入っているアレです）が有名ですが，始めは確固たるデッサン力に支えられたふつうの「うまい」絵を描いていたのです．まず定型，それから変法．これはコンサルトに限らず，手術でも絵でもあらゆる領域でいえることだと思います．変法の極みのようなコンサルトについては，あとのコラム「最高のコンサルト」でお話したいと思います．

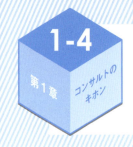

やってはいけない，コンサルトの禁忌

　さて，ここではコンサルトの禁忌についてお話したいと思います．結論です．

> **コンサルトしてはいけない先生**
>
> ❶ コンサルトするとキレる先生
> ❷ 患者さんからの評判が悪い先生
> ❸ 対応が遅い先生

禁忌①　コンサルトするとキレる先生

　えっそんな先生いる？　います．確実にいます．私はこれまでに3人知っています．どうしてクビにならないのか不思議でなりませんが，とにかくいるんです．コンサルトするだけでキレる医師が．これにコンサルトすることは禁忌になります．当たり前ですね．

　こういう医者はとっとと AI に置き換わってもらって，引退してもらいましょう．しかしあまりに酷い場合は，院長などしかるべき人に伝えましょう．こういう人がいるだけで病院全体が迷惑しているのですから．

禁忌② 患者さんからの評判が悪い先生

　コンサルトするとリアクションが早く，いろいろ動いてくれるんだけど，なぜか戻ってきた患者さんに「なんなのあの先生！」とキレられている医師がいます．いやあ，私から見てもいい人なのになあ…そう思いつつも，しかしコンサルトで受診した患者さんはたいてい怒っている．そのメカニズムは不明ですが，残念ながらこういう先生もなるべく敬遠しましょう．なにか対応が悪かったり，失礼だったりするのですから．あなたは探偵じゃないのでその理由を解明しなくてもいいのですが，静かに敬遠が良いと思います．

禁忌③ 対応が遅い先生

　一番の禁忌ともいえるのは，実はこの「対応が遅い先生」です．いい換えると「フットワークが重い先生」ともいえます．対応が遅く，いま来てくれと伝えても来ない．当番なので電話をして「今日中に診てくれ」と言っても，今日診ない．こういうドクターはアカン．「他科からのコンサルトを受ける」のも重要な業務の一つなのですから，それができていないのは問題です．「コンサルト受けてられないほどむちゃくちゃ忙しい」のであれば，なにか他の改善の手立てを考える必要があります．これも病院全体のことなので，部長など上司に言って病院幹部に伝えてもらいましょう．

第1章　コンサルトのキホン

コラム4 「誰にコンサルトするか問題」―地雷・ドボン先生回避に看護師を攻略せよ

　この本では皆さんにコンサルト状の書き方やコンサルト方法をお伝えしていますが，その一歩前の段階で困る方も多いかと思います．つまり，「誰にコンサルトすればいいんだ？」という疑問です．

　はっきり言いますが，どの病院にも「コンサルトするだけでキレる」医師（＝地雷先生）や「責任感がなさすぎてコンサルトしたくない」（＝ドボン先生）がいます．若手のうちや，新任のうちは地雷先生・ドボン先生に気づかずコンサルトをしてしまうこともあるでしょう．そうなると謎にキレられたり，患者さんが不利益をこうむったりする悲しいことになります．なんとしても避けたいものです．私も何度もこの穴に落っこちてきました．

　そこで長年をかけてこれを避ける方法を編み出しました．それはズバリ！「その科の病棟や外来の看護師さんに聞く」です．これは裏ワザとも言える方法で，もちろんできたらその看護師さんと面識があり，親しいとなお良いですね．私も，あまり馴染みの先生がいない科にコンサルトをするときは，その科の外来に電話をして「○○についてコンサルトしたいのですが，誰だとうまいことやってくれますかね？」などと尋ねています．もちろん曜日によって初診の当番はあるでしょうが，1日か2日は待てる病状であれば，間違いなく看護師さんのおすすめドクターが良いでしょう．

　若手のうちは私もわからなかったのですが，看護師さんという人々はかなり医師を見ています．患者さんへの対応，治療がうまくいっているかどうか，ストレスへの弱さ，キレやすさ，はたまた現在の私生活の安定度まで…．恐ろしいレベルで，われわれ医者のことはバレていると思ったほうがいいでしょう．医者に評判が良くて人当たりが良くても，患者さんからはイマイチでクレーム多数，なんてドクターもいるのです．

　見られ把握されているのはなんとも微妙な気持ちもありますが，それを逆手に取り，この裏ワザでコンサルトに向いている先生を教えてもらうのです．もちろん，「この先生は今日午後時間あるから外来に直接来てもいいですよ」や「ちょっと来て待っていればすぐ対応してくれます」など，現実的なアクションまで教えてもらえますから，とっても有用だと言えるでしょう．

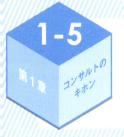

コンサルトにまつわる けっこう微妙なハナシ

　ここでは，コンサルトにまつわる「なんとも言えない微妙な話」について考えていきましょう．ラインナップは以下の通りです．

【診に来てくれたとき，診察に立ち会うかどうか問題】
【対面で詳しく話したとき，依頼状書くべきか問題】
【コンサルト後，改善しないときどうしようか問題】

　非常に微妙な話になりますので，ここは私，中山祐次郎（鹿児島大学卒，15年目外科医，消化器外科専門医，41歳）の個人的な見解になります．それではどうぞ．

診に来てくれたとき，診察に立ち会うかどうか問題

　さあ，循環器内科にコンサルトをして先生が来てくれることになりました．あなたは救急外来で，病棟で働いています．
　来てくれたとき，診察に立ち会うかどうか．まず綺麗事を言えば，「立ち会うべき」であると私は答えます．しかし！　忙しくて立ち会えないときはどうしましょう．そういうときは，ズバリ「医学的に重大な問題のときは立ち会う」としています．つまり，MIを疑って循環器内科医が来たときは必ず立ち会いますし，脳梗塞を疑って神経内科医が来たときは必ず立ち会います．逆に，それほど重大でないときには申し訳ないと思いつつも立ち会いません．ま，重大でないときはだいたい外来に呼ば

第1章　コンサルトのキホン

れて患者さんが行くことが多いでしょう．そうなるとそこまで付き添わねばならず，あまり立ち会いませんね．

　しかし，初期・後期研修医のうちは立ち会ったほうが良いと思います．それは礼儀的な意味ではなく，「勉強になるから」です．歳を取ったら勉強にならなくなるわけではありませんが，より専門性を高めようとしていくとコンサルトに立ち会う時間が物理的に取れなくなるのです．

　時間があるときは，外来に患者さんと一緒に行き，往復で話をしながら診察風景も見学するととっても良いと思いますよ．病棟ナースも助かり，患者さんとコミュニケーションが取れ，あなたは勉強になる上にコンサルト先医師からの評判が上がります．良いことばっかりですね．

対面で詳しく話したとき，依頼状書くべきか問題

　次はこの問題です．「詳しく話したから，依頼状は不要だよね？」と思っていませんか？　ブブー．これは必ず書きましょう．証拠が残りますし，なにより他の人がカルテを見てわかりますからね．

コンサルト後，改善しないときどうしようか問題

　コンサルトをしたものの，一向に良くなってこない．さあ困った．こちらの判断で抗生剤を変えてしまおうか，○○剤を使おうか…

　こういうシーンはたまにあります．非常に悩ましい．ですが，こういうときは必ず

「もともとコンサルトした先生に再度相談」

すべきです．

32

時間的に継続した診療が，難しい病態のときには重要だからですね．
しかし，「コンサルトした先生の見立てや方針を怪しんでいるとき」はど
うしましょう．いやあ，そんなこと書けませんが，そういうときは「そ
の先生が不在の日に，同じ科の別の先生に改めてコンサルト」し，別の
専門家の意見を仰ぐという荒業があるとかないとか．この部分は SNS
シェア禁でお願いします．

第1章 コンサルトのキホン

コラム5 最高のコンサルト

　昔勤めていた病院の外科の上司が，よく内分泌内科の先生にコンサルトをしていました．私の専門の大腸癌では，2〜3割が2型糖尿病と合併します．手術をするときには血糖コントロールが悪いと創感染などが増えますから，コンサルトをする機会が多いのです．
　そのコンサルトとは，こういう感じ．いきなり直に電話をかけ，

外科上司「あー先生いつもすいません，また大腸癌術前なんですが，DM（糖尿病）あって」
内分泌内科医「はいはい，外来送って．見ときますね」

　これで終了．私が初めてこのシーンを目撃したとき，呆気にとられました．
　え？　そんな簡単でいいの？　もっと現病歴とか，既往とか，HbA1cの数値とか，いろいろ伝えることがあるんじゃないの？　なんて雑なんだ．
　そう思ったのです．

　しかし，そうではありませんでした．実はこの上司と内分泌内科の医師は，非常に仲が良かったのです．なぜ親しかったのかはわかりませんし，少なくとも一緒に飲みに行くという雰囲気ではありませんでした．それでも，業務の上で2人は深い信頼関係にあったようです．その現実の人間関係がしっかりと作られていたからこそ，あのような「雑な」コンサルト方法でも十分だったのです．というより，今思えば顔も知らない相手からの妙にかしこまった電子カルテ上だけのコンサルトよりも，「せんせ，いつもすんません」とすれ違ったら一言言い合うような人間関係のほうが遥かに円滑に物事が進む気がします．
　そう，あの一言だけのコンサルトは，最高のコンサルトだったのです．
　これは非常に重要なメッセージとして，皆さんにお伝えしておきます．コンサルトの根本には，コンサルト先との人間関係があるべきである．その意味では，実は中堅〜ベテラン医よりも初期研修医のほうがコンサルト上手なことがあります．初期研修医はスーパーローテーションで多くの科のドクターと顔見知りだからです．
　じゃあ中堅はどうすればいいのか．これは，できたら院内全体の新人歓迎会

や忘年会など，他の科のドクターと同席することもある大きな飲み会で，ちらっとでもいろんな科のドクターと挨拶をすべきです．え？　何を話せばいいかわからない？　先生，医者は「出身大学」「医局」「部活」の３つを聞けば，必ず共通の知り合いが発見できるじゃないですか．それもヒットしなかったら，自分のボスの愚痴でも院内スキャンダルでも駆使しましょう．

症状別
実践で役立つコンサルト

第二章

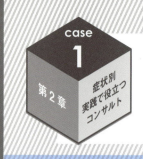

胸痛で循環器内科

福田芽森

> まずはこれだけ！　胸痛フローチャート

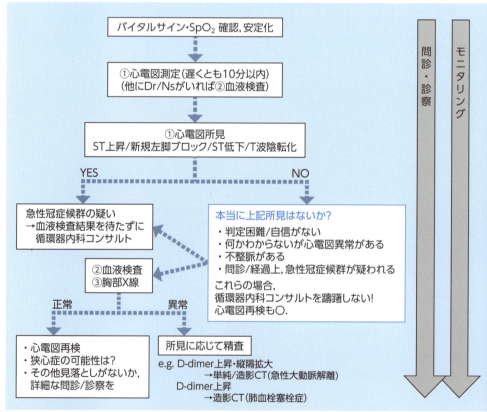

※血液検査は結果まで時間がかかるため，心電図が最優先だが早めに提出する．

case I 胸痛で循環器内科

疑うべき疾患

【重症なので必ず検討すべき疾患※】		【頻度が多い疾患】
急性冠症候群（急性心筋梗塞, 不安定狭心症）	☆☆☆	肺炎・胸膜炎
急性大動脈解離	☆☆☆	気胸
心タンポナーデ	☆☆☆	逆流性食道炎
大動脈瘤破裂・切迫破裂	☆☆☆	肋間神経痛
肺血栓塞栓症	☆☆☆	急性冠症候群（急性心筋梗塞, 不安定狭心症）
心筋炎	☆☆☆	安定狭心症
緊張性気胸	☆☆☆	肺血栓塞栓症
安定狭心症	☆☆	急性大動脈解離
不整脈	☆☆〜☆☆☆	心膜炎
急性心不全	☆☆	不整脈
縦隔炎/胆嚢炎/急性膵炎	☆☆	急性心不全
		帯状疱疹
		食道痙攣
		心筋炎
		消化性潰瘍
		胆嚢炎/胆石/膵炎
		大動脈瘤破裂・切迫破裂
		緊張性気胸

※☆は緊急度を示しています．数が多いほど緊急性が高いので，なるべくはやくコンサルトをしましょう．なお，ほかの項目においても特に記載のない場合，☆は緊急度を示します．

✏ 一言メモ

心血管疾患で急性のものは，とにかく時間が勝負（秒単位，分単位）．危ないと思ったらすぐにコンサルトを！！

39

第2章 症状別 実践で役立つコンサルト

コンサルト前，これだけは

※前提として，循環器疾患では「コンサルト前に絶対に済ませておかなければならない準備」はありません．危ないと思ったらすぐに循環器医を呼ぶことが大切です．

問 診

胸痛について
- ☐ 経過〔発症時間，強度，頻度，部位，範囲，持続時間（表1），現在も持続しているかなど〕
- ☐ 性状（押されるような，刺すような，チクチク，ピリピリ，など）
- ☐ 労作による症状の変化
- ☐ 時間帯による変化（狭心症では早朝は胸痛の閾値が低く，発作が出やすい）
- ☐ 吸気，呼気での症状の変化
- ☐ 体位での症状の変化
- ☐ その他の増悪因子
- ☐ その他の寛解因子
- ☐ その他の症状〔背部痛，放散痛（顎・頸部・肩・心窩部・腕），呼吸苦など〕
- ☐ 硝酸薬使用歴があればその効果（1〜5分で消失する場合は狭心症を疑う）
- ☐ 過去に同様の症状があったかどうか

表1 胸痛の持続時間による分類（目安）

数秒	肋間神経痛，期外収縮
数分，労作時	安定狭心症，大動脈弁狭窄症，肥大型心筋症
20分以内	不安定狭心症
20分以上，持続性	急性心筋梗塞，急性大動脈解離，大動脈瘤破裂・切迫破裂，肺血栓塞栓症，心筋炎，心膜炎，心不全，気胸，消化管疾患

その他

- ❑ 発熱や咳の有無
- ❑ 心血管疾患リスク因子の有無（高血圧，糖尿病，喫煙歴，脂質異常症，家族歴）
- ❑ 普段の運動習慣
- ❑ （緊急カテーテル検査を行う可能性を考慮し）最近の出血エピソード，易出血性の有無
- ❑ アレルギー
- ❑ 内服薬
- ❑ 既往歴

肺血栓塞栓症が疑われる場合

- ❑ 長期臥床
- ❑ 肥満
- ❑ 妊娠
- ❑ 各種手術，外傷，骨折
- ❑ 悪性腫瘍

身体診察

- ❑ 意識レベル
- ❑ ショックの徴候の有無（冷汗，蒼白など）

第2章 症状別 実践で役立つコンサルト

- ☐ バイタルサイン（血圧は左右差も）
- ☐ 呼吸数
- ☐ 聴診（Ⅲ音，Ⅳ音，心雑音，心膜摩擦音，wheeze，coarse crackles）
- ☐ 頸静脈怒張
- ☐ 胸郭運動
- ☐ 皮疹
- ☐ 季肋部圧痛
- ☐ 浮腫

検 査

- ☐ 心電図モニター
- ☐ 経皮的動脈血酸素飽和度測定（SpO_2）
- ☐ 12誘導心電図（来院から遅くとも10分以内）
- ☐ 血液検査（WBC，AST，ALT，LDH，γ-GTP，T-Bil，BUN，Cr，CK，CK-MB，Glu，Na，K，トロポニンTまたはI，CRP，D-dimerほか施設設備や病状による）※ただし緊急性の高い場合，コンサルトまでに結果を待たなくてよい
- ☐ 心臓超音波検査（中等量以上の心嚢液貯留は操作に熟練していなくても見ることが可能ですが，コンサルト前に必須ではありません）
- ☐ 胸部X線（緊急性の高い場合コンサルト前に必須ではありません）
- ☐ 造影CT（緊急性の高い場合コンサルト前に必須ではありません）

専門家から非専門家に伝えたいこと

　胸痛の患者さんを診察する上で重要なことは，「重症な疾患を見逃さないこと」です．そして，「心血管疾患が疑われたら，すぐにコンサルトをすること」です．

case 1 　胸痛で循環器内科

　胸痛と一言でいっても，患者さんが胸痛と称する痛みの範囲には，心臓，大血管，肺，食道，胃，十二指腸，肋骨や胸骨，皮膚などさまざまな臓器があり，胸痛を起こす原因にはさまざまな疾患があります．この中で，心血管疾患〔急性冠症候群（急性心筋梗塞，不安定狭心症），急性大動脈解離，大動脈瘤破裂・切迫破裂，肺血栓塞栓症，心タンポナーデなど〕は，治療を急ぎます．そして一見安定しているように見えるケースでも急変する可能性があるため，迅速な対応が必要となります．このため，とにかく時間が勝負です．患者さんを診ていて「危ない」と感じたら，検査結果をすべて待つなどコンサルトのために万全の準備をする必要はなく，すぐにコンサルトをすること，それこそが最も重要なコンサルトの極意なのです．

　医療機関の設備や人的リソース，研修医への指導方法などによりケース・バイ・ケースな部分はあると思いますが，38頁に一つの検査フロー例を示しました．
　何度も書きますが，重要なことは，「心血管疾患で急性のものは，とにかく時間が勝負（秒単位，分単位）．危ないと思ったら，すぐにコンサルトをする」ということです．そして，自分の心電図読影結果を過信しすぎないことも重要です（実は心電図所見の見逃しは，少なくありません）．心電図の情報（読影結果）よりも，問診情報が有用であることはたびたびありますし，判定に自信がなかったら，コンサルトを躊躇しないことです．
　不安定狭心症は症状がないときは心電図は正常ですし，血液検査の結果も正常です．心血管疾患のリスク因子がある患者さん，典型的な症状（前胸部や胸骨後部の重苦しさ，圧迫感，絞扼感，息がつまる感じの胸痛や放散痛があり，最初は労作により出現/増悪していたが，徐々に閾値が下がり安静時にも出現するようになった，など）を呈する患者さんでは，

43

第2章 症状別 実践で役立つコンサルト

検査上問題なくても循環器内科コンサルトをしましょう.

　また，急性冠症候群を疑う場合，コンサルト前の問診，診察，検査の中で，必要なものを絞りに絞るのであれば，胸痛の発症時間，現在も持続しているかどうか，ショックの徴候，バイタルサイン，心電図，くらいかもしれません．実際，患者さんがあまりにも苦しがっていて問診ができない状態などでは，詳細に問診することは困難です．「心電図でST上昇が見られ，現在も胸痛が続いています」，これだけで，急ぐべき十分な理由が表現されています．診察室に入ってきたら，問診をしながら診察をし，同時に（遅くとも10分以内に）速やかに心電図を測定しましょう．心電図は侵襲度がきわめて低い検査にもかかわらず，非常に重要な情報を提供してくれます．急性冠症候群が疑われる患者さんにおいて初回心電図で診断ができない場合には，5～10分ごとなど経時的に心電図を記録することは，診断の助けになります.

　また，急性冠症候群が疑われる場合は，必ず近くに除細動器を用意しておきましょう．これは，心室細動が起きる可能性があるからです．その他，緊急カテーテル検査/治療を行う可能性もあるため，感染症や最近の出血エピソードや易出血性の確認は助かりますが，これらはコンサルト前に必須ではありません.

　急性大動脈解離が疑われる場合は，可能であればエコーで心嚢液貯留の有無を見ておきましょう．急性大動脈解離における急性期死亡原因で最も多く重要なものは，心タンポナーデだからです．心タンポナーデの有無でその後の行動は大きく変わり，手術よりも前に迅速な心嚢穿刺が必要となります．ただし，中等度以上の心嚢液貯留であれば操作に熟練していなくても見ることができますが，検査に時間がかかりコンサルトが遅れることは避け，サッと行うか，コンサルト後の待ち時間に行いましょう.

肺血栓塞栓症は，目立った所見がなく，例えば頻脈のみを呈する，という場合もあります．何だか原因がよくわからない，というときに，肺血栓塞栓症を疑うことを忘れないようにしましょう．肺血栓塞栓症を考える場合は，血液検査で D-dimer と下記の modified wells criteria（表2）をチェックしましょう．合計点数が 4 点以上であれば，造影 CT を施行し肺血栓塞栓症の検討を進めます．

表 2 modified wells criteria

DVT*の臨床症状	3.0
PE が他の鑑別診断と比べてより濃厚	3.0
心拍数＞100/分	1.5
過去 4 週間以内の手術もしくは 3 日以上の長期臥床	1.5
DVT もしくは PE の既往	1.5
喀血	1.0
悪性疾患	1.0

PE の可能性低い（≦4）
　　D-dimer 陰性 ──────→ 治療不要
　　D-dimer 陽性 ──────┐
PE の可能性高い（＞4）──┴→ 造影 CT ┬→ PE なし：治療不要
　　　　　　　　　　　　　　　　　　　└→ PE あり：治療

*DVT（Deep venous thrombosis）：深部静脈血栓症
(van Belle A, et al：Effectiveness of managing suspected pulmonary embolism using an algorithm combining clinical probability, D-dimer testing, and computed tomography. JAMA 295(2)：172-9, 2006
Wells PS, et al：Derivation of a simple clinical model to categorize patients probability of pulmonary embolism：increasing the models utility with the SimpliRED D-dimer. Thromb Haemost 83(3)：416-20, 2000 より引用)

　最後にお伝えしたいのは，コンサルト後も，安心はしないで欲しいということ．コンサルトの内容の緊急度により，重症度の高いものであれば，もちろん循環器内科医は急いでやってくるでしょう．しかしそれを待っている間は，常に患者さんの状態の変化に注意してください．また，来院時や，あなたの診察時には一見落ち着いているように見えても，急に状態が悪化することもあります．急激な変化をきたすことがあるのも，循環器疾患の特徴です．

第2章 症状別 実践で役立つコンサルト

　このようなことをいうと，コンサルトを待っている間，不安な気持ちにもなるかもしれません．そんな人には，ACLSがお勧めです．ACLSは，Advanced Cardiovascular Life Support：二次救命処置のことです．アメリカ心臓協会（American Heart Association：AHA）の認定する，AHA-ACLSコース（JCS-ICTで検索：http://itc.j-circ.or.jp/acls.html）を受ければ，二次救命処置について系統的に実践的に学ぶことができ，非専門医が循環器救急を診る上で有用なスキルが身に付くため，不安なく過ごせるようになります．

循環器内科医が来る前の対処法

　どの疾患においても内科救急におけるABC管理（Airway, Breathing, Circulation）と周囲スタッフへの情報共有は基本とします．内科救急に不安のある場合は，JMECC（https://jmecc.net/）受講もお勧めです．また，日本循環器学会ではHP上でガイドラインを全て無料公開しており，救急外来で対応する疾患のダイジェスト版だけでも一度目を通しておくと良いでしょう．ちょうど，急性冠症候群ガイドライン（2018年改訂版）第3章は，「初期診断，初期治療」についてまとめられています．

▼急性冠症候群を疑う場合
（必ずやって欲しい/研修医判断でよいこと）
・酸素投与（SpO_2＜90％または心不全徴候のある患者）
・除細動器の場所を確認/スタンバイ（どこまで準備するかは状態によるが，少なくとも近くに置いておく）
・絶対安静
（上級医に相談しつつ検討すべきこと）
・PCI前にアスピリン200 mg・プラスグレル20 mg（もしくはクロピドグレル300 mg）

・胸部症状のある場合：ニトログリセリン舌下または口腔内噴霧〔投与すべきでない場合：収縮期血圧 90 mmHg 未満，または通常の血圧に比べて 30 mmHg 以上の血圧低下，高度徐脈（＜50/分），頻脈（＞100/分）を示す患者，右室梗塞を合併した急性下壁梗塞患者，勃起不全治療薬服用後 24 時間以内の患者〕
・硝酸薬投与後も胸部症状が持続する場合：モルヒネ塩酸塩の投与

▼急性大動脈解離を疑う場合
（必ずやって欲しい/研修医判断でよいこと）
・絶対安静
（上級医に相談しつつ検討すべきこと）
・収縮期血圧 100〜120 mmHg を目標に降圧（ニカルジピン塩酸塩，ニトログリセリンなど）
・鎮痛（モルヒネ塩酸塩など）

▼急性肺血栓塞栓症を疑う場合
（必ずやって欲しい/研修医判断でよいこと）
・動脈血酸素分圧（PaO_2）60 Torr（mmHg）以下（経皮的動脈血酸素飽和度；SpO_2では 90％以下）で酸素吸入
（上級医に相談しつつ検討すべきこと）
・酸素吸入で改善がない場合：人工換気（一回換気量を 6 mL/kg で）
・抗凝固療法（未分画ヘパリン 80 単位/kg あるいは 5,000 単位静注し，以後時間あたり 18 単位/kg の持続静注で APTT 1.5〜2.5 倍となるよう調整）

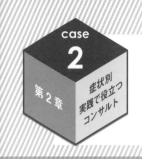

腹痛で消化器内科

港 洋平

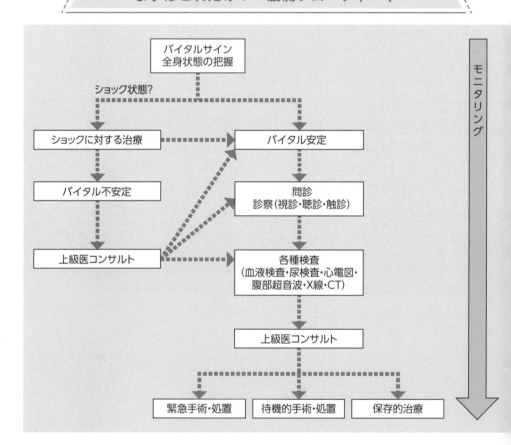

まずはこれだけ！　腹痛フローチャート

疑うべき疾患

【重症なので必ず検討すべき疾患】		【頻度が多い疾患】
・腹部大動脈瘤破裂	☆☆☆	・感染性腸炎
・腸間膜虚血	☆☆☆	・虫垂炎
・急性心筋梗塞	☆☆☆	・憩室炎
・腹膜炎	☆☆☆	・胆嚢炎
・絞扼性腸閉塞	☆☆☆	・尿路結石
・消化管穿孔	☆☆☆	・膵炎
・糖尿病性ケトアシドーシス	☆☆☆	・消化性潰瘍
・精巣捻転	☆☆☆	・腎盂腎炎
・子宮外妊娠	☆☆☆	

🖉 一言メモ

確定診断をつける必要はありません.「緊急を要するのか,要さないのか」の判断が大事です.緊急を要するのは腹部大動脈破裂など致死的な疾患,迅速な外科的・内科的対処が必要な(上記の重症疾患にあたる)急性腹症です.

コンサルト前,これだけは

問　診

　過不足なく問診することが大切です.ただ,漠然と聞いていても何か大事な情報を聞き忘れてしまう可能性があります.慣れるまでは型にはめて聞き漏らしのないようにし,慣れてきたら自分なりに系統立てて問診をするようにしましょう.痛みの OPQRST(表1)が有名ですね.

第2章 症状別 実践で役立つコンサルト

表1 痛みのOPQRST

		具体的なチェックポイント
O (onset)	発症の仕方	突然に？　徐々に？
P (palliative/provoke)	寛解・増悪因子と誘因	食事摂取や内容との関係，排便・排尿との関係，体位・体動との関係，月経との関係など
Q (quality/quantity)	痛みの性質	鈍い？　鋭い？
R (region/radiation)	場所，放散	痛みのある場所，放散の有無
S (associated symptoms)	随伴症状	嘔気・嘔吐，吐血・下血，下痢・便秘，黄疸，発熱，悪寒・戦慄，腹部膨満，体重減少，不正性器出血など
T (time course)	時間経過	持続痛か間欠痛か，増悪傾向か・不変か，痛みの変化．腹痛がいつからどのように始まったか

上記問診で，臓器や鑑別疾患がある程度絞り込めるはずです．

身体診察

まずはバイタルサインの確認を，そして「診る」「聴く」「触る」です

バイタルサインは基礎中の基礎

- ☐ 血圧：ショックは？　高血圧や起立性低血圧はない？
- ☐ 心拍数：頻脈？　徐脈？　脈は整？　不整？
- ☐ 体温：発熱は？
- ☐ 呼吸数：多い？　不安定？　深い？
- ☐ 視診　黄疸，手術痕，腹部膨満，鼠径部の膨隆
- ☐ 聴診　腸管蠕動音の亢進・消失，血管雑音など
- ☐ 触診　腹部圧痛・圧痛点（Murphy徴候，McBurney点など），腹部腫瘤，腹膜刺激徴候（反跳痛，筋性防御），鼠径部の腫瘤，陰嚢の腫脹・圧痛

Murphy 徴候：急性胆嚢炎や胆石症などの触診時に，右季肋下部を圧迫
することで深吸気時に痛みのために呼吸が止まる徴候
McBurney 点：急性虫垂炎の触診時に右下腹部（右上前腸骨棘と臍を結
ぶ線の外側 1/3 の点）に位置する圧痛点

※腹膜炎かどうかの判断に腹膜刺激徴候はとても有用です．ただ，明ら
かに疑わしい場合には軽く tapping をする程度で十分です．何度も腹
部所見をとることは患者さんにとって苦痛でしかありません．

検　査

- ❏ 採血（血算・生化学・凝固），尿検査
  肝機能，腎機能，電解質，血糖，心筋逸脱酵素，膵酵素，尿糖・尿
  ケトン体，（妊娠反応検査）
- ❏ 腹部単純 X 線　立位・臥位
  立位では患者さんの痛みが強いようなら左側臥位でもよいです
- ❏ 12 誘導心電図検査
  上腹部痛では急性心筋梗塞を鑑別するために用います
- ❏ 腹部超音波検査
  コンサルト前に必須ではないが，非侵襲的で有用な情報が得られま
  す．上級医が来るまでの間など，時間に余裕があれば積極的に検査
  してみましょう
- ❏ 腹部造影 CT　腹部
  重症と判断したらコンサルト前に撮ってもよいです．判断がつかな
  い場合は，撮影前にコンサルトしても構いません

第2章 症状別 実践で役立つコンサルト

専門家から非専門家に伝えたいこと

　腹痛の6〜7割が原因のわからないまま治るともいわれています．

　ですので，確定診断を一発でつけようと意気込む必要はありません．「やばい（緊急性が高い）のか，そうでないのか」をまずは判断することが重要です．典型的な疾患の鑑別診断を行うこと．そうでない場合はわからない腹痛でいいんです．腹痛となると，消化器内科・外科，泌尿器科，産婦人科，循環器科，心臓血管外科と疾患によってコンサルトすべき科は多岐にわたります．コンサルトに困ることも多いでしょう．やばいやつ，典型疾患が除外されたよくわからない腹痛は遠慮せずに消化器内科（もしくは病院によっては内科）にコンサルトしてください．われわれも答えを持っていないかもしれません．それでもいいんです．確定診断よりも全身状態の把握をするほうがよっぽど大切です．それに，コンサルトする科がわからないからといって，だらだらと時間ばかりかけても仕方ありません．専門家ならすぐわかる病気かもしれないのです．患者さんの不利益になっては元も子もありません．

　「腹痛＝おなかの病気」ではないのが腹痛の難しいところです．糖尿病ケトアシドーシスやアナフィラキシー，電解質異常（特に高Ca血症），急性副腎不全などの内科疾患でも腹痛をきたす場合があります．また，ステロイド療法を受けている患者さんでは，腹痛が減弱するのでわずかな痛みであっても油断をしてはいけません．そのため，病歴をとることはとっても大切です．

　「病歴もとれないくらい痛がっているときはどうすればよいか？？」という質問をたまにもらいます．そんな場合にも病歴を患者さんにしっかり聞こうとする医師がいますがTPOを考えましょう．ただごとではないですよね？　即検査に回して，病歴は付き添いの人や家族など聞ける人から最低限の情報を聴取で，やばい疾患の除外をまずは行うべきで

case 2　腹痛で消化器内科

しょう.

コラム6　ベテラン外科医 vs. 若手消化器内科医の アッペバトル

　あれは若手のころ. 私の同期の消化器内科医が当直で腹痛患者を診て,「虫垂炎疑い」と診断しました. CT は撮らなかったのですが, 身体所見・採血結果・腹部エコー検査所見で「アッペの可能性が非常に高い」と言いました. そこで私の当時の上司であるベテラン外科医（48 歳くらい）にコンサルト.

　ところがベテラン外科医は一通り診察をすると「これはアッペではない」と言い切ります. どちらも語気強く言っていました. 内科と外科, どちらもプロですから一歩も譲りません. さんざん議論をした後, ベテラン外科医は「アッペじゃない. これがアッペだったら俺は外科医を辞める！」とまで言います. 大変なことになったな…と思っていたら CT を撮ることになり, さっそく撮影です.

　結果はどうだったでしょうか？ 実は, CT 検査所見では見事に典型的なアッペだったのです. これにはベテラン外科医も参って, 笑って謝っていました. 当時は「こんなことってあるんだな」としみじみ思ったものです.

　ですが, 中堅と呼ばれる学年になり, 非常に多くの症例を経験すると,「虫垂炎の診断はまったく容易ではない」と感じます. Alvarado score やいくつかの身体所見, 画像検査を加えて診断をするわけですが, その炎症の程度はとてもバリエーションが大きいものです. 私の専門とする大腸癌のバリエーションが1〜10 とすると, 虫垂炎は 1〜50 くらいまである, そんなイメージです.

　虫垂炎について, 外科医の術前診断の精度がそれほど高くない, という論文は多数ありますが, それでも手術に踏み切るかどうかを決めるのは外科医の判断です. 外科医は, なにも治療の予後だけをアウトカムにするわけでなく, 手術のメリットとデメリット, 治療期間はどれくらいか, 本人の学校や仕事のスケジュール, 家族の希望などを総合的に勘案して手術に踏み切るかどうかを決めています. さらには病院のマンパワーや手術スケジュール, ベッドの空き状況なども検討項目です. ですから施設によって保存的治療（＝手術せず抗生剤で押す）ばかりを選択するところがある一方で,「アッペは基本緊急手術」とするところもあるのです.

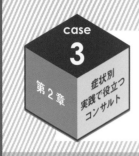

腹痛で消化器外科

第2章 症状別実践で役立つコンサルト

中山祐次郎

> まずはこれだけ！　腹痛フローチャート

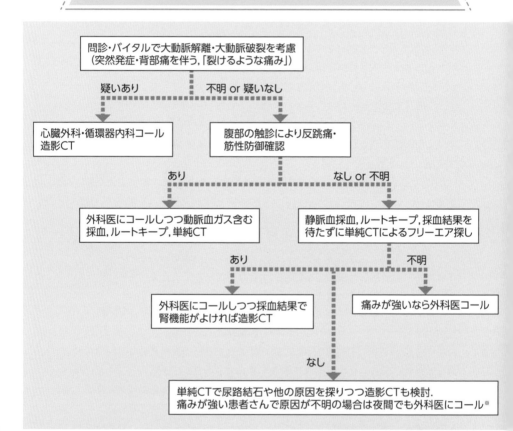

※痛みには必ず原因があります．腹の中で臓器が腐っているか，ねじれているか，穴があいているかです．腸管の捻転，ヘルニア嵌頓，子宮外妊娠，卵巣嚢腫茎捻転，どこかの出血，などなど．痛みの強い患者で原因が今ひとつわからなければ，夜間でも外科医コールしましょう．

case 3 腹痛で消化器外科

疑うべき疾患

【重症なので必ず検討すべき疾患】		【頻度が多い疾患】
・腹部大動脈瘤破裂	☆☆☆	・感染性腸炎
・大動脈解離	☆☆☆	・虫垂炎
・腸閉塞	☆☆	・憩室炎
・消化管穿孔	☆☆☆	・胆嚢炎
・ヘルニア嵌頓	☆☆☆	・尿路結石

✎ 一言メモ

本当に消化器か？ 婦人科（子宮外妊娠 etc），泌尿器科（尿路結石 etc）
の可能性は？

コンサルト前，これだけは

問　診

- ❏ 腹痛がいつからどのように始まったか
- ❏ 増悪因子（これをすると，こういうとき痛みが強くなる）はあるか
- ❏ 嘔気・嘔吐はあるか
- ❏ 以前にも同様のエピソードはあったか
- ❏ 周囲に同じ症状の人はいないか
- ❏ 心当たりはないか

身体診察

- ❏ 頭頸部・胸部・腹部・四肢など全身の身体所見

第 2 章　症状別　実践で役立つコンサルト

- ❏ 腹部の聴診
- ❏ 腹部の圧痛の範囲（シェーマに描くと良い）
- ❏ 腹部の反跳痛の有無
- ❏ 筋性防御の有無

検　査

- ❏ 採血（血算・生化学・凝固）
   動脈血ガスは必須ではない
   手術になる可能性が高いと思ったら動脈血ガスと感染症を忘れずに提出
- ❏ 腹部単純 X 線　立位・臥位
   立位は痛みが強くなく可能なら撮る
- ❏ 超音波検査は，上達すれば腸閉塞や虫垂炎の診断に有用ですが，結構難しいので，コンサルト前に必須ではありません
- ❏ 造影 CT　腹部
   必須ではないが，重症と判断したらコンサルト前に撮ってもよい

専門家から非専門家に伝えたいこと

　腹痛の診断は，はっきり言ってカンタンではありません．いくつかの高頻度な疾患と，頻度は低いが重症な疾患をルールアウトした上で，よくわからないが経過観察をしたら改善するというケースが多いのです．

　そして腹痛の原因は，消化器以外にも婦人科，泌尿器科と複数の診療科に渡ります．なるべくならコンサルト前にある程度診断の予想をつけて，その上で該当の科へコンサルトすると良いでしょう．ルーチンに疑わしい全科にコンサルトすることは薦められません．

　また，虫垂炎や胆嚢炎では緊急手術になることが少なくありません．

case 3 腹痛で消化器外科

重症かなと思ったときには，採血で感染症の項目を提出するなどの準備をしていてもらえると助かります．手術に際しては，58 頁の「麻酔科医の視点」もあわせて読んでください．

消化器領域で最重症の消化管穿孔は，多くの場合敗血症を引き起こし，ケースによっては既に敗血症に陥っていることがあります．この場合，「1 秒でも早く治療を開始する」ことが重要なので，触診でお腹がカチカチを見たら，検査結果などを待たずともコンサルトしていいでしょう．消化器外科医は，消化管穿孔患者を見ると，家族への説明，手術室や ICU の手配，そして腎臓内科へのコンサルト（エンドトキシン吸着や持続的血液濾過など）など実に多くの To Do が発生します．ですから早めのコンサルトでも，「検査結果は出揃っていませんが，腹壁が板状硬であり早めにご相談させていただきました」と言えばよいでしょう．

また，虫垂炎については，Alvarado score（表 1）が有名です．7 点以上で虫垂炎を強く疑い，4 点以下では可能性がかなり低くなります（非典型例では虫垂炎のことがありますが）．虫垂炎を疑った患者さんの場合では，参考までに外科医に伝えてもよいでしょう．

表 1　Alvarado score

心窩部から右下腹部への痛みの移動	1 点
食思不振	1 点
嘔吐	1 点
右下腹部痛	2 点
反跳痛	1 点
37.3℃以上の発熱	1 点
白血球数 10,000/μL 以上	2 点
白血球の左方移動	1 点

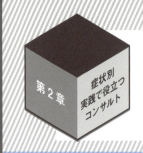

番外編①：緊急手術で麻酔科―麻酔科医の視点―

長嶺祐介

　ここでは，これから緊急手術になる患者を麻酔科（≒手術部）に申し込む場面を想定してポイントをお伝えします．内科系の先生方にとっては，これらは身近ではないと感じるかもしれませんが，ぜひとも下記のポイントを知っておいて欲しいと思います．なぜなら，緊急手術になる患者の最初に診察は内科医の先生である場合もよくあり，ポイントを知っていると「手術を見据えた検査」が違い，手術までの時間が短縮でき救命につながるからです．外科医は，緊急手術が決まると，患者の診察，患者の家族への説明，外科医集め・麻酔科・手術室看護師・ICUへの連絡など，非常に多くの仕事を短時間に行わなくてはなりません．内科医が外科医にコンサルトする前に，手術に必要な検査や診察を行っておくと，緊急手術までの流れがスムーズに進みます．

ポイント1　麻酔科だけでなく，必ず手術部の看護師にも連絡

　まず皆さんに知っておいていただきたいのは，手術は外科医や麻酔科医だけでなく非常に多くの職種が連携するチーム医療だということです．手術医療は，多職種共同が必要な場面であり，それぞれの職種同士の良好なコミュニケーションが必須です．

　なかでも，手術室看護師は「多職種の調整」という重要な役割を担っています．その上で，手術室のスケジュール調整や，手術用器械の準備，外回り看護，器械出し看護などを行っています．したがって，緊急手術を行う際には，麻酔科のみならず手術部の看護師に必ず連絡を入れましょう．外科医は手術体位や手術に必要な器具の確認が求められること

がありますので，上級医に確認を行いましょう．

ポイント2　手術に必要な血液検査・画像検査を

　全身麻酔の手術を行うためには，必要な検査があります．血液検査としては，末血・凝固・生化学に加えて，血液型検査，感染症検査が必須です．血液ガス分析は必須ではありませんが，呼吸循環の状態をよく把握できるので検査しても良いでしょう．画像・生理検査としては，胸部X線，心電図があります．心エコー検査は，狭心症や心不全の既往がある場合や，低血圧を呈している場合に有用です．時間的猶予がなければ救急外来などで簡易的に観察するだけでも有用です．緊急手術の前は非常に忙しいですが，必須の検査は忘れないようにしましょう．

ポイント3　輸血準備を忘れずに

　緊急手術の場合には，出血のリスクが高い手術がしばしばあります．輸血の手配には最短でも30分ほど時間がかかるので，出血が多くなってから輸血を手配すると手遅れになることもあります．出血リスクに応じて，輸血準備を適切に行い，必ず輸血部に連絡を入れましょう．出血が予測される手術の場合は麻酔科医に一報をいれた上で，RBC（濃厚赤血球液）やFFP（新鮮凍結血漿）をオーダーします．出血が予測されなくても，念のため確保する場合は，Ｔ＆Ｓ（タイプアンドスクリーン）をオーダーします．交差試験用血液検査も忘れずにオーダーしておきましょう．

ポイント4　患者の緊急度と重症度を的確に伝える

　手術を受ける患者が「どれほどの緊急度か」（手術までどれほど時間的余裕があるか），「どれほどの重症度か」（患者の具合がどれほど悪いか），この2点を伝えましょう．

第2章 症状別 実践で役立つコンサルト

「緊急度」としては，手術が1分1秒を争うものか，1〜2時間待てるものか，などさまざまです．麻酔科医はさまざまな手術を経験しているのでおおよその緊急度は把握していますが，実際の緊急性を伝えてほしいと思います．

「重症度」としては，患者のバイタルサインや具合の良さ・悪さを伝えると良いでしょう．緊急手術の場合，多くは脱水や出血を合併しています．脱水や出血が代償されているか，代償されておらずショックを呈しているかを判断することが重要です．

ポイント5 「AMPLE」を使って簡潔な病歴を聴取

緊急手術前は忙しく，病歴をじっくり聴取する時間的猶予はありません．そのため，ポイントを絞った病歴聴取が大切になります．そのときに有用なのは「AMPLE」（表1）ですので記憶しておきましょう．A：アレルギー（allergy），M：内服薬（medication），P：既往歴（past history），L：最終飲食時間（last meal/drink），E：イベント（event）です．

表1 病歴聴取に有用なAMPLE

A	アレルギー（allergy）
M	内服薬（medication）
P	既往歴（past history）
L	最終飲食時間（last meal/drink）
E	イベント（event）

（A：Allergy）アレルギーの聴取は重要です．緊急手術や全身麻酔には多くの薬剤を使用します．具体的には抗菌薬，ラテックス，NSAIDs，食物アレルギーに注意しましょう．ペニシリンアレルギーの場合には抗菌薬の使用に大きな制限がかかります．ラテックスアレルギーの場合は，手術中のゴム手袋使用が制限されます．NSAIDsアレルギーの場合

には術後鎮痛薬の処方に留意します．食物アレルギーのうち，卵アレルギーの場合は，麻酔薬プロポフォールの使用に留意します．

（M：Medication）内服薬のチェックも重要です．特に，高齢者の緊急手術が多い状況で，抗血小板薬や抗凝固薬を内服している患者が非常に多くなっています．内服している場合，手術中の出血が多くなることや，エピ（脊髄硬膜外麻酔），ルンバール（脊髄くも膜下麻酔）が行えないことがあります．

（P：Past history）既往歴の中で麻酔科医が注目するのは，麻酔管理に影響を与える循環器系（虚血性心疾患，心不全の有無），呼吸器系（喘息の有無），内分泌系（糖尿病），腎臓系（慢性腎機能障害），中枢神経系（脳卒中の有無）です．これらを短時間に聴取します．

（L：Last meal/drink）最終飲食時間は，全身麻酔の導入方法に関係します．最終飲水から2時間以内，最終食事から6時間以内の場合は，「フルストマック（full stomach）」（＝全身麻酔時の誤嚥リスクが高い患者）として対応します．具体的には麻酔導入時に「迅速導入法」と呼ばれる方法をとることがあります．これは，麻酔薬投与後にマスク換気を低圧で行い，誤嚥防止に輪状甲状軟骨を押して食道を圧迫する導入方法です．また，緊急度が低い手術の場合は手術時間を遅らせることもあります．

（E：Event）イベントとは，現病歴のことです．「いつ痛みが始まり，いつが最強」など発症までの流れを簡潔に聴取します．

ポイント6　重症患者の場合は，ICU（集中治療室）にも連絡を

　重症患者の緊急手術の後は，引き続きICUで集中治療が必要なことがあります．そのような手術は，下部消化管穿孔，絞扼性イレウスなど消化器外科領域，心臓血管外科のほぼすべて，脳神経外科のほぼすべての手術，多発外傷などです．集中治療室看護師や，集中治療室責任医師にも手術後に入室する可能性があることを連絡しておくと良いでしょう．

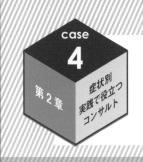

腹痛で産婦人科

中村浩敬

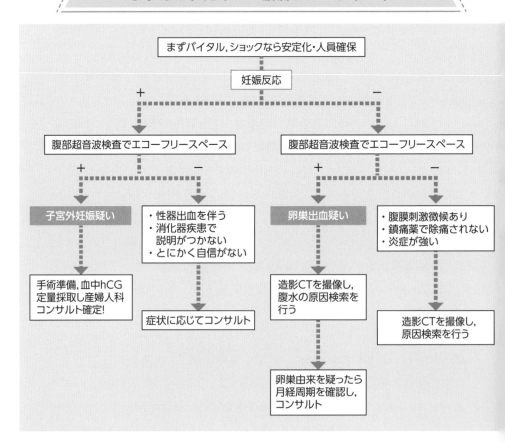

疑うべき疾患

【重症なので必ず検討すべき疾患】		【頻度が多い疾患】
・子宮外妊娠	☆☆☆	・PID（骨盤内炎症性疾患）
・卵巣腫瘍茎捻転	☆☆	・排卵期出血
・卵巣出血[1]	☆☆	・月経困難症
・卵巣腫瘍破裂[2]	☆☆	
・子宮留膿症	☆	

[1] 排卵期：卵巣出血は排卵期〜黄体期の性交渉後と覚えましょう
[2] 内膜症性嚢胞（別名：チョコレート嚢胞）の既往がある場合に起こりやすい

一言メモ

妊娠の有無，卵巣腫瘍の有無，月経周期（図1），これを押さえましょう．

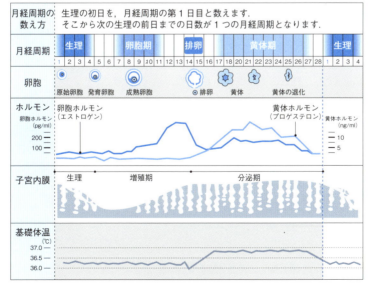

図1　月経周期

第2章 症状別 実践で役立つコンサルト

コンサルト前，これだけは

問　診

- 妊娠の可能性はあるか
  （尋ねにくいでしょうからちょっとtipsを．まずさらっと「妊娠の可能性があります？」と尋ねます．Noならば「最終月経はいつですか？　普通通りでした？」と尋ね，矛盾がなければOK．ここで「実は遅れてます」，「いつもと違う時期にちょっとだけ出血があったんです」などあれば「念のため妊娠の検査しときます？」と尋ねるとあまり拒否されません．）
- 不正出血があるか
- 月経周期の何日目か（月経開始を1日目とする）
- 症状のきっかけはなにか
- 持続痛か，間欠痛か
- 性交渉歴はあるか（これも尋ねにくいと思いますが…腹部の触診をしながらでも，「一応性感染症でも起こりそうな症状なので聞いてますけど，性感染症で思い当たることありますか？」とさらっと聞きます．上記同様にさらっとが大事です．ありますと言われたらそれからしっかり聞けばよいと思います．）

身体診察

- 腹膜刺激徴候

検　査

- 尿検査＝妊娠反応，定性検査でよい
- 採血（血算・生化学）　凝固や血ガスは診断には必須ではない

❑ 腹部 X 線は，産婦人科疾患のみでいえば必須ではない．もちろん他疾患の鑑別には重要．卵巣腫瘍が皮様嚢腫（奇形腫）の場合は石灰化が高率に見られる

❑ 超音波検査は非常に有用．ダグラス窩，モリソン窩などの echo free space の有無＝出血していないか．卵巣腫瘍の有無．卵巣腫瘍があれば同部位をプローベで圧迫して痛みが誘発されるか

❑ 造影 CT 腹部は腫瘍に関連した疼痛の場合，出血による痛みの場合には非常に有用（エコーフリースペースがあるなら必ず動脈層も撮像する）．読影が難しいが，骨盤内炎症性疾患（pelvic inflammatory disease：PID）でも有用な場合がある

専門家から非専門家に伝えたいこと

　救急外来で産婦人科へコンサルトする場合は当然女性の腹痛です．日常診療で顔を合わせる機会が少ない産婦人科医にコンサルトすることを躊躇してしまうかもしれませんので，産婦人科医の立場から夜中でも受けたくなるコンサルトを考えてみます．

　型どおり「〜〜の疑いでコンサルトしています」をまず教えてください．それに至った経緯と他に考えている鑑別診断を教えていただき，診断のために婦人科診察が必要ということをアピールしましょう．以下に頻度が高い疾患の模範的なコンサルトの例を挙げます．

子宮外妊娠

　「子宮外妊娠疑いの患者さんの相談です．妊娠反応が陽性の○歳の女性の下腹部痛です．最終月経からは○週相当です（月経不順があって週数が読めない場合は○週相当ですが月経不順がありますと述べる）．腹膜刺激兆候があり腹部超音波でダグラス窩にエコーフリースペースがあ

第2章 症状別 実践で役立つコンサルト

り，腹腔内出血を疑っています」

　ここまでわかれば，経腟的な診察で子宮内に胎嚢がなければ子宮外妊娠が濃厚になります．子宮外妊娠は，診断のスピード感が重要なので，採血などの結果が出ていなくてもコンサルトしてよいと思います．バイタルが不安定な場合は輸液や採血など患者の安定化を図ってください．

卵巣嚢腫の茎捻転

　「卵巣腫瘍の茎捻転疑いの患者さんの相談です．妊娠反応が陰性の○歳の女性の下腹部痛です．持続的な疼痛で腹膜刺激兆候があります．消化器症状ははっきりしません．腹部エコーで下腹部に○cm大の腫瘍があり，同部位に圧痛がありました．造影CTを撮像し，卵巣腫瘍を疑っており診察をお願いします」

　術前検査の施行も念頭に置いて診療を進めてください．捻転の診断は非常に難しいです．造影CTがあると助かります．除痛して構わないのでそこまで検査が行われているとスムーズです．

卵巣出血

　「卵巣出血疑いの患者さんの相談です．妊娠反応が陰性の○歳の女性が，性交渉をきっかけに下腹部痛を発症しています．最終月経から14日目で，排卵期と思われます．消化器症状ははっきりせず，反跳痛があります．腹部エコーでわずかにダグラス窩にエコーフリースペースがあります」

　ポイントは発症のきっかけと，排卵期から黄体期であることです．手術が必要なことは稀ですが，経過観察目的の入院の可能性があります．

PID

　「PID疑いの患者さんの相談です．妊娠反応が陰性の○歳の女性が発

熱と下腹部痛を主訴に来院しています．下腹部に反跳痛があり，消化器
症状ははっきりしません．性交渉歴があり，プロテクトはしていないそ
うです．帯下が増えたという自覚症状があります．採血では炎症反応が
〇〇です．婦人科的な診察をお願いできますか」

　PID に関しては，早期に診断して治療しないと手遅れになる疾患では
ありません．本人の全身状態が安定していれば，「翌日近医にかかってく
ださい」でもよいと思います．

　代表的な疾患を各論的に述べました．婦人科疾患では子宮外妊娠，捻
転，卵巣出血以外は無理に救急外来で診断を確定する必要性は低いと思
います．病院の役割（3次施設か？　周囲に1次施設が多数あるか？　な
ど）や患者さんの重症度に応じてコンサルトが必要かどうかのセンスは
多少必要かもしれません．

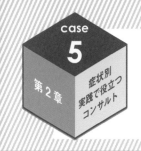

頭痛で脳神経外科

第2章 症状別 実践で役立つコンサルト case 5

岡本迪成

まずはこれだけ！　頭痛フローチャート

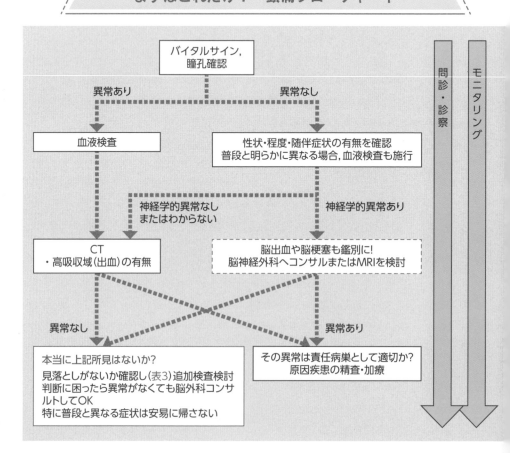

case 5 頭痛で脳神経外科

疑うべき疾患

【重症なので必ず検討すべき疾患】		【頻度が多い疾患】
・くも膜下出血	☆☆☆	・片頭痛
・脳出血	☆☆	・緊張型頭痛
・静脈洞血栓症	☆☆	・薬剤乱用頭痛
・椎骨動脈解離	☆☆	・脳脊髄液減少症
・脳腫瘍	☆	（低髄液圧症候群）
・急性硬膜下血腫/硬膜外血腫,		・外傷性くも膜下出血
脳挫傷	☆☆☆	・副鼻腔炎
・慢性硬膜下血腫	☆	
・髄膜炎	☆☆	
・緑内障発作	☆☆	
・側頭動脈炎	☆	

✐ 一言メモ

スピード感を重視してスムーズに治療に進むことを優先してください！

コンサルト前，これだけは

問 診

大事なことは以下を網羅することではありません．重症疾患を疑う場合，速やかにコンサルトしてください．患者さんのみならず救急隊や家族から効率的な情報収集を！

第2章 症状別 実践で役立つコンサルト

頭痛
- 症状がいつ始まったか，突然発症か，進行性か
- これまでに同様の痛みを経験したことがあるか

随伴症状
- **頭部打撲の外傷歴がないか（3カ月以内のものも聴取！）**
- 発熱　頭痛で鎮痛剤を内服していることでマスクされている可能性も考慮しましょう
- 視野/視力障害　「モヤがかかったような見えづらさですか？　特定の部分が見えづらいですか？　メガネが合わなくなってきていませんか？」

その他
- **抗血栓薬の内服の有無**
- 動脈硬化のリスク因子（高血圧症，糖尿病，脂質異常症，喫煙歴）

身体診察

- 意識（覚醒度，見当識）：JCS（表1）またはGCS（表2）で評価
- 神経学的診察：意識，瞳孔，対光反射
- その他：脳神経学的診察，四肢の運動・感覚，深部腱反射・異常腱反射，髄膜刺激徴候

表1　JCS（Japan Coma Scale）

0	意識清明
Ⅰ：覚醒している	
1（Ⅰ-1）	意識清明とはいえない（見当識は保たれているが，意識清明ではない）
2（Ⅰ-2）	見当識障害がある
3（Ⅰ-3）	自分の名前・生年月日が言えない
Ⅱ：刺激すると覚醒する	
10（Ⅱ-10）	普通の呼びかけで容易に開眼する
20（Ⅱ-20）	大きな声または体を揺さぶることで開眼する
30（Ⅱ-30）	痛み刺激を加えつつ呼びかけを繰り返すと辛うじて開眼する
Ⅲ：刺激しても覚醒しない	
100（Ⅲ-100）	痛み刺激に対し，払いのける動作をする
200（Ⅲ-200）	痛み刺激で手足を動かしたり，顔をしかめる
300（Ⅲ-300）	痛み刺激に全く反応しない

表2　GCS（Glasgow Coma Scale）

開眼		言語		動作	
E4	自発的に開眼	V5	見当識あり	M6	命令に応じる
E3	呼びかけにより開眼	V4	混乱した会話	M5	疼痛部へ（合目的運動）
E2	痛み刺激により開眼	V3	不適当な会話	M4	逃避反応として
E1	痛み刺激でも開眼しない	V2	理解不明の音声	M3	異常な屈曲運動
		V1	なし	M2	伸展反応（除脳姿勢）
		VT	気管挿管中	M1	なし

検　査

❏ CT：検査時間も短く，全身も併せて評価可能です．

❏ MRI（基本的には DWI/FLAIR/（T2WI，T2*WI）/MRA）：脳実質や脳血
管についても情報を得ることができます．くも膜下出血では FLAIR
で出血のひろがり，MRA で動脈瘤の検出ができます．
迷ったら外傷例や重症例（バイタルサイン不安定，症状が悪化傾向）

はCTファーストと考えてください．非外傷例や非重症例において
も椎骨動脈解離などMRIだからこそ検出できる疾患もあります．た
だし救急の現場では時間や労力など資源が限られており，MRIは敷
居が高い場合もあるため，不要な検査を増やさぬよう適宜上級医に
も確認しましょう．

重症例の場合
- ☐ 血液検査：血算・生化学，凝固線溶系，感染症，血液型
- ☐ 胸部X線検査，心電図検査（緊急手術を見据えた検査という意味）

専門家から非専門家に伝えたいこと

　救急外来で必要なことは，診断をつけることではなく，重症疾患を「見逃さないこと」と「早く治療開始すること」です．コンサルト前に鑑別診断を網羅的にチェックするよりも，重症疾患を見抜き，治療に移行していくことが最も重要です．頭蓋内病変が疑われる場合は，すぐに脳外科をコールしてください．

　具体的には，画像検査を速やかにすませ，専門医に評価を委ねることになるでしょう．明らかな画像上の異常所見がなくともほかに明らかな原因がなければ，専門医に判断をお願いしましょう．特に重症例や脳卒中を疑う症例では，病歴やファーストインプレッションを重視し，早めにコールしましょう．専門医に検査の順番や取捨選択の判断を委ねることも重要です．「突然発症の頭痛，くも膜下出血が疑われます．画像検査をこれから行います」という一報で，専門医は麻酔科や手術室，血管造影室などのスタンバイも加味して治療まで見据えたアレンジメントを追加してくれます．

　これを踏まえた上で，非専門医の方にお願いしたいことは画像検査，

血液検査です．診断において画像検査の占めるウエイトは大きいです．
重症疾患が疑われる場合，「来院後どれだけ画像検査を早く行うか」が重
要です．その一方で血液検査は治療までの律速段階となるため，まず採
血をあらかじめ取り，提出しておいてください．血液検査提出→画像検
査の順で進めることが治療までの最短ルートです．そして血液検査の結
果待ち，かつ画像検査の待機中に問診や診察を可能な限り進めてくださ
い．神経学的診察では意識，瞳孔，対光反射，これらの異常が揃った症
例は早めの検査・コールを検討しましょう．特に瞳孔・対光反射の左右
差は迅速な治療を要することが多いです．網羅的な診察も大事ですが，
やはり画像検査を遅らせることのないよう留意してください．意識，瞳
孔，運動（顔面，四肢）については経時変化も重要です．画像検査直前，
直後とも確認しましょう．悪化していたらこれも緊急コールです．検査
後，緊急を要する疾患でなければ網羅的に診察し神経学的陽性所見をま
とめましょう．項部硬直やKernig徴候など髄膜刺激徴候は画像検査に加
えて髄液検査を追加する根拠になりますし，麻痺や構音障害など神経学
的異常は脳脊髄の局所病変を考える根拠になります．

　バイタルサインはもちろん大事ですが，初療では血圧コントロールよ
りも画像検査を優先し，疾患を見定めた上で，血圧をコントロールすべ
きか判断しましょう．例えば，くも膜下出血では降圧に加え，鎮痛・鎮
静も併せて行うことがあるので専門医に相談したほうがよいでしょう．
場合によってはそのまま麻酔科に委ねることもあります．脳出血患者で
は140 mmHg以下を目指し降圧しましょう．ただし，いずれも重症例，
つまり頭蓋内圧亢進している場合の不用意な降圧は，脳還流圧低下によ
り脳虚血を悪化させることもありますので相談してください．

　画像検査の選択は悩まないでください．バイタルサインが不安定な場

第 2 章　症状別　実践で役立つコンサルト

合は，まず CT で頭蓋内疾患を検索しましょう．MRI は検査時間が長いため，検査中に状態が悪化することがあります．ただし MRI は得ることができる情報が多く，CT では検出でわからない疾患の判別に役立ちます．結局どちらが適切かは救急の現場ではわかりません．MRI は CT でわからない疾患の見逃しを防ぐことができますが，MRI 撮像はできないので，漫然とした検査は避けましょう．外傷例やバイタルサイン不安定な重症例は CT ファーストという原則を踏まえ，その場で適切と思われる検査を臨機応変に選択してください．

　軽症例では，所見がはっきりしなくても本当にそのまま帰してよいかはいつも注意してください．一見重症に見えなくとも，目の前の患者さんが walk-in のくも膜下出血かもしれないと考えておくべきです．特に表 3 に記したような典型的な症状を訴える場合は，その疾患について十分に検討しましょう．また椎骨動脈解離や静脈洞血栓症など見慣れない症状・画像所見だったり，アーチファクトなど異常所見か判断つかなかったりで悩むこともしばしばあります．それに対し専門医は，髄液検

表 3　脳疾患-キーワード対比表

疾患	注意すべきキーワード	検討すべき検査
くも膜下出血	「経験したことのない頭痛」	CT，造影 CTA，MRA，脳血管撮影，髄液検査
脳出血 静脈洞血栓症	「神経症状の随伴」	CT，（造影 CTA，MRA） 造影 CTV，MRV
椎骨動脈解離	「一側性後頸部痛」「神経症状の随伴」	CT，造影 CTA，MRA，脳血管撮影
脳腫瘍	「緩徐だが進行性」	造影 MRI
急性硬膜下血腫	「頭部打撲」	CT
慢性硬膜下血腫	「3 カ月以内の頭部打撲」「認知機能障害」	CT
髄膜炎	「発熱」「項部硬直」	髄液検査（培養検査も含めて）
緑内障発作	「視野・視力障害」「眼球がかたい」	眼圧測定
側頭動脈炎	「視野・視力障害」「側頭部圧痛」	血液検査（赤沈も含めた炎症反応）

査や血管造影，入院経過観察などのさまざまな対応策を知っています．
憂いがある場合は，単純に「重症疾患が否定できないため診察・読影お
願いします．」ということでもよいです．診察や画像検査の読影について
協力してもらうべく専門医にコンサルトを行い，患者さんにとって，よ
り安全な方法を選択してください．

　また待機中も，症状の変化には注意が必要です．急激な意識障害の進
行，瞳孔不同や新たな神経症状の出現，血圧の変動などは頭蓋内圧が大
きく上がり，より危険な状態に変わったことを意味します．特にくも膜
下出血においては再出血が起きていることがあります．状況によっては
治療選択の変更をせざる得ないため，たとえ検査後であっても変化がな
いようバイタルサインの管理および注意を継続するとともに変化が出現
した際は，バイタルサインの安定化とともに検査を再度検討してくださ
い．

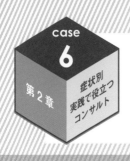

貧血で血液内科

森 甚一

まずはこれだけ！ 貧血フローチャート

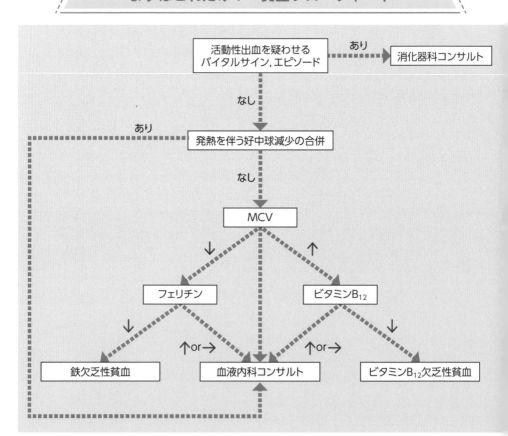

case 6　貧血で血液内科

疑うべき疾患

【重症なので必ず検討すべき疾患】		【頻度が多い疾患】
・消化管出血（急性）[1]	☆☆☆	・鉄欠乏性貧血
・急性白血病[2]	☆☆	・ビタミン B_{12} 欠乏性貧血
		（胃切除術後，悪性貧血
		などの理由）
		・骨髄異形成症候群

[1] 下血・吐血の証拠があれば消化器内科へすぐコンサルト
[2] 発熱を伴う好中球減少を合併する場合はすぐに血液内科にコンサルト

✎ 一言メモ

貧血の原因として頻度の高い，鉄欠乏，ビタミン B_{12} 欠乏症を否定して
からコンサルトしましょう．

コンサルト前，これだけは

問　診

❑ 腹痛，血便，黒色便の有無，女性なら経血の寡多，不正性器出血の
　有無，胃切除歴

身体診察

❑ 腹部の圧痛，腫瘤がないか，肝・脾腫はないか

検　査

❑ 血算

77

第2章 症状別 実践で役立つコンサルト

貧血はいつから始まっているのか，また貧血単独なのか，白血球，血小板も同時に下がっているのかを必ずプレゼンテーションしてください．
- ❏ 網赤血球数
- ❏ MCV
- ❏ 白血球分画

  白血球の分画検査は機械で自動カウントするものと，末梢血のスメアを技師さんが目視でカウントしたものの2種類があり，それぞれの呼び名は病院によってさまざま（例えば当院では，前者は「白血球分画」，後者は「血液像目視」）ですが，血液内科医が見たいのは後者です．検査値で好中球がsegとstabに分かれているほうが目視カウントです．seg，stabは通常の成熟した好中球ですが，ここにblast（芽球），myelocyte（骨髄球），metamyelocyte（後骨髄球），など幼弱な細胞が視認されれば血液疾患を疑います．
- ❏ 尿素窒素，クレアチニン
- ❏ 血清フェリチン，血清鉄，TIBC…鉄欠乏性ならば，フェリチン↓，鉄↓，TIBC↑です．血清鉄低値のみで鉄欠乏性貧血と診断するのはご法度です．
- ❏ ビタミンB_{12}，葉酸

※上下部消化管内視鏡はやっておいてもらえると助かるのですが，施設によっては実施に時間がかかる場合があり，採血で鉄欠乏が疑われないならば，コンサルト前に必須ではありません．

専門家から非専門家に伝えたいこと

貧血をコンサルトされる側として困るのが，すでに鉄剤が投与された

状態での「鉄欠乏性貧血でしょうか？」という相談です．鉄剤投与によって病態が修飾されていると，評価が困難になるためですが，実際のところこのような，貧血を見たら脊髄反射的に鉄剤投与，改善が思わしくないときに血液内科にコンサルトという診療は，残念ながら日常にはありふれています．私は研修医時代，「**鑑別診断なくして検査なし**」と上級医に叩き込まれましたが，鑑別診断なくして治療など論外です．研修医のうちからこれをやってしまうと，所見に対してアセスメントをしない，問題解決能力の低い医師になってしまうので気を付けましょう．貧血の鑑別診断は多岐に渡りますが，本書の主旨に沿えば，鉄欠乏とビタミンB$_{12}$欠乏を否定した上で，「無治療の状態で」コンサルトすれば十分です．

　一方で，「もっと早くコンサルトしてよ」とよく思うのが，骨髄異形成症候群です．貧血がそれほど高度でなくても，数カ月から数年の単位で水面下に白血病化が進行することがあり，診断が遅れるとアザシチジン（骨髄異形成症候群に対する分子標的治療薬）導入や造血幹細胞移植実施の適切なタイミングを逃す可能性があります．ここでもやはり大事なことは所見に対するアセスメントです．よくわからない貧血（および血球減少）を放置することなく，「なぜ貧血なのか？」を腑に落ちるまで追求する，自分の手に負えないと評価した場合は専門家に相談する姿勢を持って欲しいと思います．

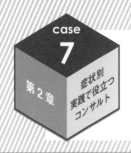

case 7 呼吸苦・呼吸不全で呼吸器内科

第2章 症状別 実践で役立つコンサルト

山野泰彦

まずはこれだけ！ 呼吸苦・呼吸不全フローチャート

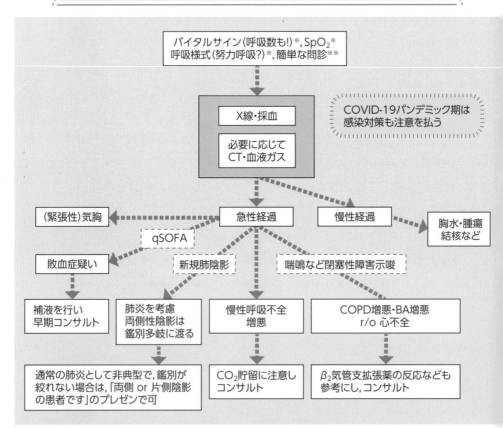

※ 挿管・NPPVの必要性を検討するために重要．意識・呼吸・循環状態も伝えるべき内容．
※※ 可能であれば詳細な問診．COVID-19肺炎のリスク，肺の基礎疾患，悪性腫瘍・抗がん剤，免疫抑制剤など．

case 7　呼吸苦・呼吸不全で呼吸器内科

疑うべき疾患

【重症なので必ず検討すべき疾患】		【頻度が多い疾患】
・敗血症	☆☆☆	・細菌性肺炎
・急性間質性肺炎	☆	・ウイルス性肺炎
・急性呼吸窮迫症候群（ARDS）	☆☆	（COVID-19 肺炎含む）
・肺胞出血	☆	・肺結核
・緊張性気胸	☆☆☆	・喘息発作
		・COPD 増悪
		・アナフィラキシー

🖊 一言メモ

挿管など「緊急での呼吸管理の必要性」に関する情報が重要．両側性（びまん性）陰影の鑑別は多岐に渡るため，すぐに診断がつかないこともしばしばある．コンサルトする際の言い方としては「呼吸不全＋両側性陰影で相談です！」で緊急の状態であるという意図は十分に伝わります．「呼吸不全＋循環不全」や「呼吸不全＋意識障害」は重篤なので速やかな対応を心がけましょう！　また，呼吸症状を呈する症例では，感染対策の面からも COVID-19 肺炎を必ず鑑別に入れる必要があります．

コンサルト前，これだけは

問　診

☐ 咳嗽・喀痰など呼吸器症状（乾性か湿性咳嗽か：湿性の場合細菌性肺炎をより考慮）
☐ 胸膜痛（吸気時に増強される疼痛：胸膜炎示唆）

81

第2章 症状別 実践で役立つコンサルト

- ☐ 症状の出現時期・様式（突然の場合は気胸や肺塞栓など）
- ☐ 体重減少（結核など慢性疾患）・体重増加（心不全）
- ☐ 周囲に同じ症状の人はいないか（ウイルス含む感染症）
- ☐ COVID-19 感染患者との接触，流行地域への滞在
- ☐ 肺病変の既往歴（結核，COPD，肺癌，間質性肺炎，結核後遺症など）
- ☐ 使用薬剤（抗癌剤や，免疫抑制剤使用は鑑別疾患が変わる）
- ☐ 漢方薬・サプリメント（特に 1～3 カ月で開始されたものはないか？）

身体診察

- ☐ 頻呼吸（特に重要．呼吸補助筋の使用も合わせて評価）
- ☐ 呼吸様式：胸鎖乳突筋の肥厚・気管短縮（慢性閉塞性肺疾患示唆），斜角筋肥厚（慢性拘束性障害示唆），陥没呼吸・シーソー呼吸・起座呼吸（努力呼吸を示唆する重要な所見）
- ☐ 胸部：左右差（特に気胸），wheeze，rhonchi，stridor（閉塞性疾患）
- ☐ 四肢：浮腫（心不全の可能性），皮疹（アナフィラキシーなど）

検 査

- ☐ 採血（血算・生化学．心不全が鑑別に挙がる際には BNP や NT-proBNP，肺塞栓が鑑別に挙がる際には D-dimmer も考慮）
- ☐ 動脈血ガス（慢性呼吸不全悪化例・循環動態不良例で特に考慮）
- ☐ 胸部 X 線（可能であれば立位．側面像も参考になる）
- ☐ 胸部 CT（通常の細菌性肺炎には必須でない）

case 7 呼吸苦・呼吸不全で呼吸器内科

専門家から非専門家に伝えたいこと

呼吸困難・呼吸不全の患者さんでは，まず初めに呼吸管理（気管挿管やNPPVなど）を行うかどうかの判断が求められます．コンサルトにあたってはその判断材料をしっかりと伝えることが重要です．具体的には，頻呼吸（22回/分以上），酸素飽和度（その際の酸素量・デバイスも含め．例：鼻カニューレ2LでSpO$_2$ 90%），努力様呼吸を示唆する身体所見，血液ガスのデータなどの判断材料を伝えましょう．

原因疾患がなんであっても，頻呼吸や努力呼吸を認める際には速やかに胸部X線，動脈血ガスを含む採血を行う必要があります．

呼吸困難・低酸素は，敗血症や，肺血栓塞栓症などに付随して起こることがあります．敗血症は，quick SOFA（表1）の項目のうち2項目以上を満たしているときに積極的に疑います．つまり，呼吸困難・低酸素に，血圧低下や意識変化を伴う場合（「呼吸不全＋意識障害」）はなるべく早くコンサルトするようにしてください．また，意識レベルの変化はCO$_2$貯留を示唆することもあります．

表1　qSOFA criteria

呼吸数	22回/分以上
意識レベル	変化あり
収縮期血圧	100 mmHg以下

呼吸不全に循環不全や意識障害が加わる場合は，「肺炎に伴う敗血症も考えられるため」や，「CO$_2$ナルコーシスを伴う慢性呼吸疾患の悪化のため」などと，早めに相談した理由を一言添えると，コンサルトの意図が十分に伝わるため，その後の対応もスムーズです．なお，呼吸不全，

83

第2章 症状別 実践で役立つコンサルト

循環不全の場合は頻度・重症度が高い疾患として心不全や，肺血栓塞栓症があり，こちらをより疑う場合には循環器内科に相談が必要となります．いずれにしても重症な病態であるので早めのコンサルトを検討しましょう．

　診断がはっきりしないときのコンサルトは難しいと感じるでしょう．

　疾患が絞り切れない場合，異常陰影が両側性か片側性であるかの情報を伝えてみましょう．両側性の陰影の場合，通常の肺炎に加えて，急性間質性肺炎，ARDS，肺胞出血，薬剤性肺炎など多岐の鑑別が挙がり，その場で診断できないこともしばしばです．両側性の陰影の場合心不全が鑑別に挙がるため，心不全を示唆する問診事項や心エコーの評価も重要な情報となります．

　頻度の高い喘息・COPDでは，時に心不全との鑑別が難しい場合があります．その際には，β_2気管支拡張薬の反応が参考になることがありますが，ややレベルの高い内容ですので，判断がつかなければ「両者を疑っているが鑑別がつかない」ということを伝えてコンサルトすればいいでしょう．また肺炎では，周囲に同じ症状の人の有無や，流行地域への滞在歴の有無を確認しておいてくれると助かります．

　呼吸器領域において，基礎疾患・使用薬剤はとても重要な情報です．同じ症状でも，肺癌で抗癌剤投与中や，リウマチに対して生物学的製剤を使用中や，肺線維症など慢性肺疾患の存在によって鑑別・対応が変わります．ただしコンサルトの際には，すべての既往・薬剤を話すと間延びして伝えたい情報が伝わらなくなるので，関連していると思う事象を選んでコンサルトしましょう．

呼吸苦・呼吸不全の際には「バイタルサイン」「努力呼吸の存在」「肺陰影の分布」「患者背景」など上述した key word を含めコンサルトすると良いでしょう.

参考文献

Singer M, Deutschman CS, Seymour CW, et al. The Third International Consensus Definitions for Sepsis and Septic Shock (Sepsis-3). JAMA 315 (8): 801-10, 2016

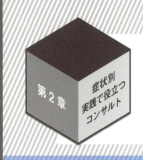

番外編②：COVID-19 肺炎診療

山野泰彦

　COVID-19肺炎のパンデミック以降，呼吸器症状を呈する患者の診療は大きく変化しています．肺炎や胸部異常陰影を呈する症例では，COVID-19肺炎の可能性を検討する必要があります．発熱のみの症例で疑うかどうかについては，感染の状況・所属する医療機関により異なりますが，呼吸器症状を呈する肺炎の症例では，COVID-19を疑うかどうかに関する一定の知識が必要となってきています．

　入院も考慮されるような呼吸器症状を呈するCOVID-19肺炎の特徴の1つ目は症状出現からの期間です．本邦でのレジストリでは発症から入院までの中央値は7日であることや，胸部CTは症状発症から約10日で最も重症となる報告などからは，入院を考慮するCOVID-19肺炎は症状発症から概ね1週間程度であることが多いといえます．また，この時期は病状の急な悪化も起こりやすいため，患者管理の面からも時期は重要です．また，2つ目は画像所見です．胸部CTをまとめた報告では，大半の症例ですりガラス影が出現すると（浸潤影との混在も含め）報告されています．感染流行時期に胸部CTですりガラス陰影を見たときには，COVID-19肺炎は鑑別に挙げるべきだと考えます．

　上級医にプレゼンする際には，症状発症からの期間，画像所見，COVID-19患者との接触・流行域との関わりの有無，COVID-19抗原検査（ないしPCR検査）の結果なども確認しておくとスムーズだと思います．

参考文献

・診療の手引き検討委員会：新型コロナウイルス感染症（COVID-19）
診療の手引き・第 4.1 版．厚生労働省，2020

・Pan F, Ye T, Sun P, et al. Time Course of Lung Changes at Chest
CT during Recovery from Coronavirus Disease 2019（COVID-19）.
Radiology 295（3）：715-721, 2020

・Ojha V, Mani A, Pandey NN, et al. CT in coronavirus disease 2019
（COVID-19）：a systematic review of chest CT findings in 4410
adult patients. Eur Radiol 30（11）：6129-6138, 2020

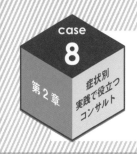

整形外科コンサルトに必要な「きず」の見方・伝え方

case 8
第2章 症状別 実践で役立つコンサルト

永吉信介

まずはこれだけ！ 創傷診療フローチャート

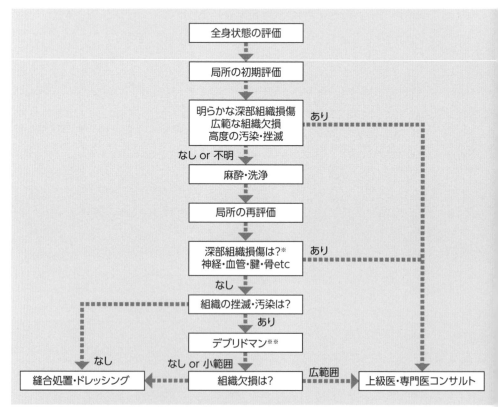

※ ここでいう深部組織とは主に神経・血管，そして腱・筋・骨のことを指します．
　血管の評価のために色調，Capillary refilling time，冷感を，神経の評価のため運動，感覚障害の有無を評価します．
※※ デブリドマンとは創傷感染を防ぐために創から壊死・感染組織，異物を除去することです．
　経験が乏しい場合にはやみくもに行わないよう．

四肢の『きず』の見方，伝え方

「傷」と「創」の違いは皮下組織の開放性損傷があるか（皮下組織が見えてしまっているか）どうかです．擦過傷についてコンサルトをすることはまずないでしょうから，『創』の対応について述べていきます．

コンサルト前，これだけは

全身状態の評価

まずは critical な胸腹部の内臓損傷を見逃さない！
四肢の評価は Vital sign の安定後に．

局所の初期評価

❑ いつ・どこを・どうやって？（受傷時期・受傷機転）
❑ 受傷部位より末梢の循環（色調，Capillary Refilling Time），運動（グーパーしてください），感覚（まずは「触っているのがわかりますか？」程度で OK）の評価．
❑ 明らかな深部組織（神経・血管・筋・腱・骨など）損傷の有無
❑ 広範な組織欠損（皮膚が足りなくて縫えなさそう etc）の有無
❑ 高度の汚染・挫滅（こんな汚い or ぐちゃぐちゃ見たことない）の有無
　→ある（または判断に悩んだ）場合は専門医コンサルト
　（金属・ガラス・木片など）異物迷入が疑われたら画像検査
　（金属，ガラス片は単純 X 線で見えるので撮影を．木片などの植物性異物は CT やエコーで確認）

第2章 症状別 実践で役立つコンサルト

麻酔・洗浄

- 麻酔の前に神経評価を忘れない．（つんつんする，「なんちゃってPin prickテスト」を）
- 基本はエピネフリン含有リドカイン（エピネフリン添加によって作用時間延長，止血効果が得られる．エピネフリンの禁忌部位；指趾，耳介，陰茎などの末端部）．創1 cmあたり1 mLを目安に．使用量が多くなりそうな場合は0.5％に希釈して使用．極量はエピネフリンなしで5 mg/kg，ありで7 mg/kg（50 kgでそれぞれ250 mg，350 mg）であるが日本麻酔科学会ガイドラインでは成人でも200 mg（1％溶液で20 mL）までと推奨．※極量とは局所麻酔中毒を起こす可能性が高くなる量であり，そこまでは使っていいよ，というわけではない．
- 消毒はすべての創傷について不要．細胞を傷つけるだけ．
『目の中に入れられないものを創の中に入れない！』
（イソジン，オキシドール，ハイポエタノールなど）
- 水道水で創と創周囲を洗浄する．小さな創内は点滴用の静脈留置カテーテルなどで．

局所の再評価

性別・年齢，創傷の部位・形状・深さを考慮し，自分の手に負えるものか判断
血腫・異物が除去されて初めて見える深部組織損傷も多い．
→手に負えないと感じたら上級医または専門医コンサルト

コンサルトする際のポイント，伝え方

- 年齢・性別，部位

受傷機転〔切創，挫創，刺創，杙創（杙は「くい」のことで「よくそう」と読む．鉄筋や杭が刺さった創のこと），咬傷，電撃傷 etc〕，受傷時期

創の形状〔弁状創（図1），剥脱創（図2），挫滅創，切断，不全切断〕

深部組織（教科書に名前の載っている神経・血管・筋・腱・骨など）

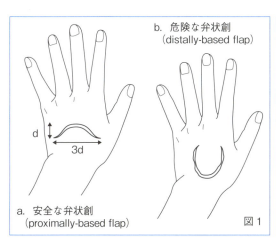 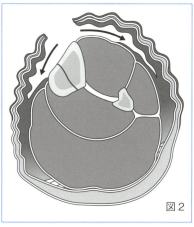

図1 弁状創．皮膚がU字またはV字に剥がれた創で，bの弁状創は動静脈とも一度末梢に向かわないといけないため皮弁（ぺらっとした方）先端部が壊死しやすい．（福井次矢ほか編，笹壁弘嗣著．研修医ブックレット 2創傷管理．三輪書店．p51，1999．より引用）

図2 剥脱創．機械やタイヤなどに皮膚が巻き込まれ深部との連続性が絶たれる．深部からの血流がなくなるため壊死しやすい．（The AO soft-tissue grading system より引用）

専門医を待っている間に

創部の写真撮影（患者さんに許可を取ってから．電子カルテに取り込めるよう．）

ルートキープ＆採血（ope出しや抗生剤，鎮静剤の使用を考慮して）

破傷風予防（予防接種歴と創で判断），抗生剤

止血（まず局所圧迫やエピネフリン含有リドカイン局注．むやみな焼

第2章 症状別 実践で役立つコンサルト

灼・結紮はダメ！　ゼッタイ！　伴走する神経も焼いてしまったり，動脈の断端での吻合を困難にする可能性あり．）

専門家から非専門家に伝えたいこと

「防ぎ得た外傷死（preventable trauma death）」という言葉をご存じでしょうか．外傷診療において派手な四肢の外傷に気を取られ，致命的損傷の診療が遅れてしまうことは絶対にあってはなりません．外傷診療に携わる機会が多い方には外傷初期診療ガイドラインのコース受講をお勧めします．JATECで検索すると出てきます．

『きず』について相談するのは「この『きず』，私が縫ってしまっていいの？」「なにかよくわからないけど腱っぽいのが見えちゃってるんだけどどうすりゃいいの？」といった状況だと思います．対応する医師の技量，経験と患者側の要因（年齢，性別，創の部位，程度）によって変わってくるわけです．高齢者の頭のきずを縫合したことがある人でも，小児や女性の顔面はうまく縫う自信がないのならコンサルトをすることになりますよね．

ポイントは，患者さんに不利益を被らせないために，見たことやしたことのない処置を一人で行ってしまわないことが重要です．

コンサルトの基準は『自分が対応したことのない組織損傷・欠損，汚染があるかどうか』となります．なので上述の「広範な」や「高度の」という言葉は自分が対応できないものと捉えてください．

コンサルトを受ける側はコンサルトする側の技量・経験を把握していないことが多いので，コンサルト時にはなるべく正確，簡素な創の情報を伝えることが必要です．

知覚の評価については，細かく言うと痛覚・触覚といった表在覚と圧

覚，関節位置覚といった深部覚があります．片側の指神経損傷があって
も強く押さえれば深部覚や健側の指神経によって患者さんは「（なんとな
くだけど）感じます」と答えてしまいますので，それだけで神経損傷の
可能性はないと断じることはできません．

　私はアルコール綿の袋の角を折って先細りにしたものや，採血針の
パッケージの角を用いて，「今から痛みの感覚のチェックをします，こう
いうふうにやります」と説明しながら，顎などの健常部を軽くツンツン
して，患部と対照部（反対の手や指の逆側）を比較します（健常部を 10
としたときの感じ方を数字で答えてもらう）．

　救急では患者さんも心穏やかに診察を受けられるわけではないので，
苦痛を感じない程度に著明な痛覚，触覚の低下がないか，慣れた方法で
してもらえればいいと個人的には思います．

　知覚を評価したら，局所麻酔・写真撮影をして，患者さんを X 線など
の検査に誘導します．その間に写真を見ながら解剖学アトラス等で創の
近くにやばいものは通ってないだろうか，見えている腱，動脈はなんだ
ろうか，と思案します．

　写真は所見を客観的に残すことができ，上手な写真であれば 1 枚でカ
ルテ数行分の情報を伝えることができます．コンサルト時も写真を見な
がらであれば専門医からの質問にも答えやすいですし，症例の振り返り
を行う際にも有用です．

　写真は創傷の場所がわかるように遠目（写真 1）から，次に近づいて
（写真 2）創内，創縁の損傷程度がわかるように撮ります．写真のフレー
ムと四肢の長軸を合わせると映えます．

第2章 症状別 実践で役立つコンサルト

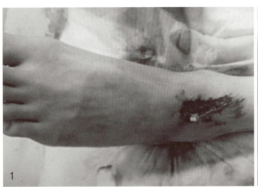
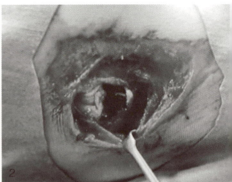

写真1　左足関節前方の挫創（遠目から）　　写真2　創内に断裂した腱組織が見える

　『親指の付け根の外側』ではなく『母指基節部橈側』というような解剖学的表現がコンサルトにもカルテ記載にも望ましいですが，コンサルトの際には，電話で相手に伝わればいいでしょう．

　創の大きさは何cmという表現で伝わりますが，皮膚の厚さ，皮下にある組織は体の部位によって異なるため，深さに関しては数字ではなく，層（皮下/腱/筋膜etcに達する）という表現が必要です．

　腱，筋の名前まで伝える必要はないと思います．（鬼軍曹みたいな怖い先生の場合は細かに聞いてくるかもしれませんが…）

　四肢（指趾）切断や主要動脈の損傷などで一刻を争う場合は局所麻酔後の詳細な評価の前に重要な情報を伝えるようにしましょう．

　神経・腱損傷や他の動脈からの血流で末梢の循環が保たれている場合の動脈損傷については必ずしも緊急手術の適応とはなりませんが，早期に縫合したほうが術後成績も良好なため初療時にコンサルトが望ましいでしょう．

　（それぞれの施設によって対応が変わると思います．）

　自信をもって診療できない症例は患者さんのためにも自分を守るため

にも深夜であってもコンサルトを.

　一期的に閉鎖できる創は受傷から Golden Time（頭部，顔面は血流豊富なので約24時間，その他は6〜8時間）以内で汚染や組織欠損のない場合です．咬創や壊死組織の多い創は感染のリスクが高く二期的閉鎖が基本ですが，顔面の咬創はやはり血流が豊富で感染しにくいという理由から縫合する場合もあります．

　切創，咬創の深さは外観よりも深く，皮下を超えて腱，筋，関節に達していることもあります．挫創は固いもの（地面や壁）と固いもの（骨）に挟まれた皮膚が圧挫によって裂かれてしまったものですから創の周囲も当然ダメージを負っており，遅れて壊死することがあります．

　以上を踏まえて縫合処置を終えた後には「今日のところはできる限りのことはしましたが，神経，腱などの損傷が後日判明したり，経過によっては瘢痕，感染や創縁の壊死によって追加の処置を要する可能性があります」と患者さん，ご家族に説明することが望ましいと考えます．浅い擦過傷以外は少なからず傷跡は残るものと認識し「きれいに治りますよ」などとは決して言わないように.

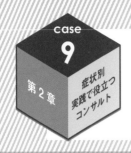

骨折，捻挫，脱臼で整形外科

第2章 症状別 実践で役立つコンサルト case 9

永吉信介

まずはこれだけ！ 骨折・脱臼診療フローチャート

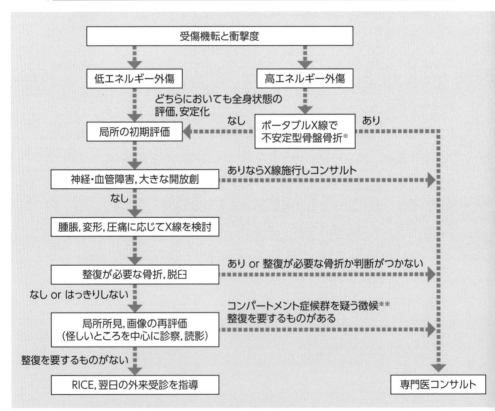

※ 高エネルギー外傷における全身状態の評価については外傷初期診療ガイドラインに則った診療が必須です．不安定型骨盤骨折は骨盤輪が2カ所以上で骨折し，輪状構造が破綻した状態です．
※※ コンパートメント症候群を疑う徴候として四肢阻血徴候の5P's(動脈拍動の減弱・消失 pulselessness, 蒼白 pallor, 疼痛 pain, 感覚異常 parethesia, 麻痺 paralysis)に他動伸展時痛(passive stretching pain)を加えた6P'sがあります．すべてが揃うことや拍動の消失，麻痺の出現は稀であり，安静にしていても増強傾向にある疼痛があれば本症を疑いましょう．

case 9 骨折，捻挫，脱臼で整形外科

疑うべき疾患

【重症なので早期にコンサルトすべき疾患】

・開放骨折	☆☆☆
・不安定型骨盤骨折，寛骨臼骨折	☆☆☆
・神経・血管損傷	☆☆☆
・脱臼	☆☆
・コンパートメント症候群	☆☆
・脊髄損傷	☆☆
・整復不能な骨折	☆☆

☆3は検査結果が出る前，なんだったら救急隊からのコール時点で呼んでください．
☆2は画像検査後でOKだけど夜間でもコール！

🖉 一言メモ

初回X線で明らかでない骨折が，日を改めて撮影すると明らかになることもありますが，そこは専門医の領域．

CT，MRIは基本的にコンサルト後でよいでしょう．転位の大きな骨折や脱臼したままのCTは術前評価に使いづらいことが多いです．

整復の必要な骨折，脱臼がある．またはその判断がつかない場合は夜中でも整形外科コンサルト．

＜コンサルト前，これだけは＞

全身状態の評価

❑ 派手な四肢の外傷に囚われてcriticalな臓器損傷を見逃さない

97

第2章 症状別 実践で役立つコンサルト

局所の初期評価

- ☐ 受傷時期・受傷機転(受傷時の肢位,既往歴,服薬歴も含めて)
- ☐ 受傷部位より末梢の循環(脈,色調,Capillary Refilling Time),運動,感覚の評価
- ☐ 開放創の有無
- ☐ 腫脹・疼痛・変形の有無
- ☐ pin point tenderness(指先で示せる圧痛点)を探す
  (痛くなさそうなところから,骨を1つずつ触ることを意識.もれなく.)
  変形+開放創が明らかであれば開放骨折疑いとして専門医に一報を

X線検査

- ☐ 最低2方向
  圧痛が関節周囲(骨端部)なら関節2方向,骨幹部ならその骨の2方向
- ☐ わかりにくい場合や骨端線の閉じていない小児は対側の同一部位と比較
  正面のみではわからない骨折が側面だとよくわかる,その逆もよくあります

読影(圧痛点を中心に)

- ☐ 明らかな骨折・脱臼がない
- ☐「こりゃ整復要らんだろ」程度の骨折
  →固定,RICE(表1)(これはすべての医師で暗記項目です)の指導を行い,翌日の整形外科受診を指示.固定は三角巾,弾性包帯,指用を含むギプスシーネ固定(可能なら)

表1 RICE

Rest	安静. 動かさないでね，体重かけないでね. 三角巾 or 松葉杖しとこうね.
Icing	氷嚢や保冷剤で冷やそうね. 直に肌に当てると凍傷なるよ.
Compression	圧迫. シーネや弾性包帯固定.
Elevation	挙上. 患部をなるべく心臓の高さより上にしてね.

コンサルトする際のポイント

❏ 年齢・性別，部位（どの骨の，骨幹部 or 骨端部 or 関節内など）

❏ 受傷機転（転倒，墜落，交通外傷 etc），受傷時期

❏ 転位，粉砕の程度

❏ 開放創があればその程度（Gustilo 分類）（表 2）

❏ 合併する神経・血管損傷の有無

表2 Gustilo 分類

分類	創の大きさ	汚染，軟部組織損傷
Ⅰ	<1 cm	きれい.
Ⅱ	>1 cm	ひどくない.
Ⅲa	広い	ひどい. 軟部組織で骨は被覆可能.
Ⅲb	広い	ひどい. 軟部組織で骨が覆えない.
Ⅲc		修復が必要な動脈損傷がある.

※Gustilo ⅡとⅢの境界を非専門医が判断することは難しいかもしれません. Gustilo Ⅰの場合は「固定して入院させといて〜」と指示されることが多いでしょうから，専門医に伝える場合は Gustilo Ⅰかそれ以外かが大事.

専門医を待っている間に

❏ 開放創があれば写真撮影して圧迫止血

❏ 戻せそうな変形は愛護的に整復，シーネ固定

❏ ルートキープ＆採血（ope 出しや抗生剤，鎮静剤の使用を考慮して）

❏ 破傷風予防（予防接種歴と創で判断），抗生剤，非経口鎮痛剤

第2章 症状別 実践で役立つコンサルト

骨折のイメージ（図1）

骨端部（近位，遠位端）の定義は骨端部の最大幅を一辺とする正方形に含まれる範囲．

骨幹部は骨端部に含まれないところ．遠位1/3などの表現がわかりやすい．

転位は長さ（短縮，離開），軸（回旋），配列（曲がる；屈曲変形，横にずれる；側方転位）で表現すると良い．

骨幹部では骨折線が一つなら単純骨折，近位・遠位骨片間が接するものを楔状骨折，接していないものを分節骨折という．

複雑骨折という言葉は開放骨折と同義．多数の骨片を伴う粉砕骨折と混同しやすいので注意．

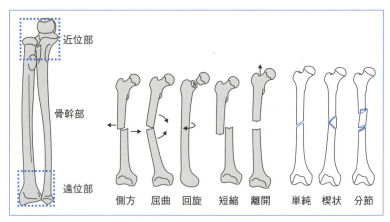

図1 骨折のイメージ

専門家から非専門家に伝えたいこと

はじめに，整形外科へのコンサルトで最も困ってしまうのが「レントゲン撮ったんでみてくださ〜い．テヘペロ♪」っていうものです．皆さ

ん，心当たりはありませんか？　**鑑別なくして検査なし**．単純X線やCT
を撮るからには，どの骨のどの部位の骨折，傷病を疑って撮るのかを明
確にしましょう．そして画像のダブルチェックを依頼するときは「ピン
ポイントの圧痛が○○にあったので，ここの骨折を疑いました！」と言
えるように準備を心がけましょう．専門医も怪しいところを重点的に見
ないと小さな骨折は見逃してしまいます．もちろん多発外傷における全
身CT（trauma pan scan）など仕方がないときもありますし，患者さん
へ無用の苦痛を何度も与えることがないように留意してください．

　骨折の程度を伝えるのは非常に難しいですね．最近は病院外で画像が
見られるシステムも多いので苦労も減った印象ですが，一言メモのとこ
ろを参考に「こういう転位があって，整復が必要かどうかの相談です」
と簡潔に伝えるのが良いでしょう．

　脱臼や骨折で激しい痛みを訴える患者さんには点滴，静注の鎮痛剤を
選択しましょう！　整復にやってきた整形外科医が患者さんに最終食
事・飲水を尋ねて「さきほどあの先生に痛み止めを飲ませてもらいまし
た！」となると，気まずい雰囲気になりますよ．鎮静剤は軽食後6時
間，飲水後2時間は基本的に使えませんので，来院後の経口摂取は控え
ましょう．

　見逃されやすい骨折，脱臼をおまけにまとめました．繰り返しになり
ますが，圧痛部位を意識して単純X線，CTの読影を行い，画像上怪し
いところがあれば再度患者さんに触れてみることが大切です．

　最後に，この本を読んでいただいている皆さんの病院でも十分に言わ
れていると思いますが，ERでは絶対に「骨折はないです」，と断言しな
いようにしてください．初回単純X線で陰性の骨折が後の検査（場合に
よっては他院）で明らかになり，トラブルの元となることがあります．
「検査で明らかな骨折はないようですが，ズレてくるまたは治癒の経過

によって検査で明らかになる骨折もありますので，一度整形外科を受診しましょう」という説明が望ましいでしょう．

おまけ
見逃しやすい骨折，脱臼〜専門医はこういうところに注意しています〜
・頻度の多い骨折の近くに見逃しやすい損傷が隠れている！
・橈骨遠位端が折れてなさそうと思ったら，舟状骨骨折，月状骨・月状骨周囲脱臼
・足関節が折れてなさそうと思ったら，踵骨骨折，中足骨骨折
・鎖骨が折れてなさそうと思ったら，肩鎖関節脱臼
・小児の急性塑性変形，肘関節周囲骨折（難易度高）
・前腕骨骨折に合併した近位・遠位橈尺関節脱臼（難易度高）

　舟状骨骨折は手関節2方向撮影ではわからないことが多いため，圧痛が解剖学的嗅ぎタバコ窩（snuff box）につよければ舟状骨2方向撮影を．
　手関節の捻挫と誤診され，病院未受診のままでいると大きな機能障害を残すことがあります．
　急性塑性変形は小児の柔らかい骨において，外力により骨がしなったように変形したものです．早期の整復が求められます．疼痛があればその疾患を念頭に置いて健側との比較が必要です．
　いずれも翌日以降にしっかりと整形外科に案内してもらえれば大事に至りませんが，小児に関しては同日のほうが整復しやすいことが多いのでその日のうちにコンサルトが望ましいでしょう．

case 9 骨折，捻挫，脱臼で整形外科

コラム7 #1 #2 プロブレムリストは必要？

　コンサルトのお手紙には，ときどき丁寧にプロブレムリストと呼ばれるものをつけてくれるドクターがいます．こんな具合です．

#1 急性腹症
#2 2型糖尿病
#3 高血圧
#4 高度肥満

　平素よりお世話になっております．…

　さて，この#から始まるプロブレムリストはコンサルト状に必須でしょうか？

　中山の答えは，「必須ではないが，複雑な病態のときには有用なので書きましょう」です．コンサルトを受けた医師は，その手紙だけを読んで診療をすることはまずありません．カルテをちらっとさかのぼることで，どんな現病歴・既往歴と今どんな病態であるかをさらっと見ると思います．ですので，プロブレムリストですべてを網羅して書く必要はないでしょう．

　しかし，こういうときには書くことをオススメします．

コンサルトする患者さんの既往が多くてごちゃごちゃしている場合

　例えば形成外科から内分泌内科へのコンサルトで，糖尿病のコントロールなんだけど糖尿病以外にも腎機能もだいぶ悪くて左足に蜂窩織炎があって昔心筋梗塞もやっててなんだか肺も悪い，みたいな場合です．こういうときのコンサルトは，複雑にいろんな疾患が絡み合っていて，全体の病態が見えづらくなりますからプロブレムリストを作りましょう．

コンサルトはするものの，さっぱりわからない場合

　コンサルトはするが，鑑別診断も挙がらない…そもそもその科のことをほとんど知らない．そういうシーンは，残念ながらありますよね．そういうときも，想像できないような疾患の可能性があると思いますし，礼儀的な意味合いでも，プロブレムリストを書いてもいいかもしれません．

103

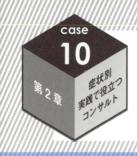

高齢者の転倒で整形外科

永吉信介

疑うべき疾患

【重症なので必ず検討すべき疾患※】	【頻度が多い疾患※※】
・骨折・脱臼のない脊髄損傷　☆☆	・脊椎圧迫骨折
・不安定な椎体骨折　☆	・大腿骨近位部骨折（頸部，転子部，転子下）
・不安定な骨盤骨折　☆	・脊椎圧迫骨折
	・それ以外の脆弱性骨折（上腕骨近位部，橈骨遠位端，骨盤，肋骨，下腿）

※ 麻痺，しびれなどの神経症状がなければ夜間のコンサルトは不要でしょう．☆一つは基本はベッド上安静を指示して入院．
※※ 上肢，体幹部の骨折で歩行可能なら翌日の外来に回してOK．しかし歩行困難，独居などで自宅生活困難な人を無理に帰宅させない．施設入居者はケースバイケース．

🖉 一言メモ

この項のフローチャートはCase 9と同様なので，96頁をご参照ください．骨折，脱臼がなくても脊髄損傷を起こすことが特に小児，高齢者で見られます．非骨傷性頸髄損傷（spinal cord injury without radiographic abnormality；SCIWORA）といいます．

中心性頸髄損傷（下肢よりも上肢に強い運動・感覚障害をきたす頸髄損傷）を呈することが多いです．

椎体圧迫骨折はご存じと思います．骨折が椎体後壁に及んでいるものを破裂骨折（burst fracture）といい不安定な骨折です．
また，上下の椎体とつながってまるで1本の骨のように見える椎体も注意して見るとよく見かけます．ここで折れてしまうと負荷が集中してしまうためこれも不安定な骨折です（図1）．骨盤は後方成分（仙骨，腸骨）がずれていると不安定です（図2）．

脆弱性骨折とは立位からの転倒よりも弱い外力での骨折です．

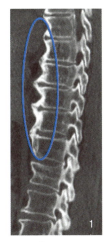

図1 DISH（diffuse idiopathic skeletal hyperososis）：び**まん性特発性骨増殖症の一例**．
融合している椎体の骨折は入院での安静が望ましい．

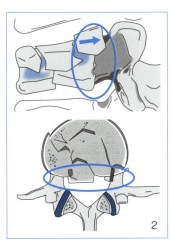

図2 青線で示す部位が椎体後壁．ここに骨折があると不安定．

第2章 症状別 実践で役立つコンサルト

コンサルト前，これだけは

問 診

- 既往歴（骨粗鬆症治療歴，糖尿病など代謝性疾患，抗凝固・抗血栓薬）
- 生活歴（住居，ADL，介護保険使用状況，アルコール）
- 受傷機転（目撃者は？）

身体診察

- 再現性のある（何度押しても痛がる）圧痛，叩打痛はどこ？
- 運動・感覚の評価（脊髄損傷であればkey muscle，anal reflex）
- 下肢の肢位（大腿骨近位部骨折では短縮，外旋位）

検 査

- 単純X線（2方向）
- CT（脊椎，骨盤骨折を疑うときはX線と一緒にオーダーしてしまってもOK）
- 採血（歩行困難な患者は入院を考慮して早めにルートキープ）

専門家から非専門家に伝えたいこと

「病棟の患者さんがベッドサイドに座り込んでいるところを見つけました．診察お願いしま〜す」と呼ばれて病室に行くとケロっとした表情の患者さんが立っている．

一度ベッドに座らせて話をしてみるがどこも痛くないと言うし，頭にけがの痕も見当たらない．抗血栓・抗凝固薬も飲んでおらず，看護師か

ら見て意識レベルも普段と変わりない印象.「経過観察で」と伝えて当直室に戻る.

次の朝，患者さんがベッドから起きようとせず，おむつ交換時にどうも痛がっているらしいと再度連絡が来る.とりあえず股関節のX線を撮ってみるとなんか微妙に健側と違う気もするけどはっきりしない.

出勤してきた整形外科に画像を見てもらうと…「ここ，折れてるね」.

バタバタと転科の調整が始まる.

このような話はよく見かけます.これは仕方がないです.だって痛がってなかったんですもの.ちゃんと経過を見て，必要時に検査をしているので良い診療です.施設からの紹介では受傷後数週間は経過していると思われる症例もとても多いです.

高齢者は認知症により問診が取れないことも多く，また身体所見を取る際も疼痛の再現性が乏しかったり複数個所を痛がってしまい難渋することがよくあります.

「転倒後の足の付け根の痛み」を主訴に来た患者さんであれば十分な診察を行わずに大腿骨近位部骨折を疑ってX線をオーダーすることが多いでしょう.ほとんどはその流れで大丈夫なはず...と思いきやはっきりした骨折が頸部にも転子部にも見当たらない！ こんな経験が皆さんにもあると思います.

そんなときは圧痛がどこにあるか，頸部（スカルパ三角），大転子，恥骨，仙骨・腰椎，骨盤把握痛（腸骨を両側から圧迫），運動時痛と順を追って所見を取り，改めて画像のどこに焦点をあわせて見るべきかというステップに戻りましょう.

明らかに転位した頸部骨折（Garden Ⅲ，Ⅳ）以外の大腿骨近位部骨折（転子部・転子下骨折，Garden Ⅰ，Ⅱの頸部骨折）では術前評価の

第2章 症状別 実践で役立つコンサルト

ために CT が有用ですし，骨盤前方成分（恥骨・坐骨）の骨折を認めた場合は後方成分の骨折を伴う症例が多いので CT での評価が必要です．したがって単純 X 線で骨折が明らかでない患者を含めると，高齢者の股関節痛では多くの場合 CT まで撮ることになると思います．

単純 X 線にも術前の作図や経過フォローといった役割があるため必ず施行しましょう．救急では外傷時に骨盤正面像を撮ることが多いですが，大腿骨近位部骨折の術前評価・作図では大腿骨近位 20 cm ほどまでが必要になりますので股関節 2 方向も撮っていれば整形外科医から「気が利いてるね〜」と褒められるかもしれません．

高齢者では周囲組織も脆弱となっていることが多く，大腿骨近位部骨折や骨盤骨折で想定以上の貧血進行，血圧低下をきたす可能性があることを意識しましょう．

転倒後の四肢のしびれ，痛み，筋力低下があれば脊髄損傷を疑って高位の評価を行いましょう．損傷高位は機能が残存している最下位の髄節で表します．

ASIS（American Spinal Injury Association）の評価法では実際には複数髄節に支配される筋の支配髄節を一つに定めているため簡便です（表1）．知覚については Google でデルマトームを調べてそれに沿って評価を．

表1 ASIS 評価法における支配髄節

C5	肘屈曲（上腕筋，上腕二頭筋）
C6	手関節背屈（長・短橈側手根伸筋，尺側手根伸筋）
C7	肘伸展（上腕三頭筋）
C8	指屈曲（浅・深指屈筋）
T1	指外転（背側骨間筋，小指外転筋）
L2	股関節屈曲（腸腰筋）
L3	膝伸展（大腿四頭筋）
L4	足関節背屈（前脛骨筋）
L5	母趾背屈（長母指伸筋）
S1	足関節底屈（腓腹筋）

整形外科への相談〜まとめ〜

眠っている整形外科を起こす魔法の言葉は『開放骨折』,『(戻らない)脱臼』,『神経血管損傷』です. これらを見たら夜中でもすぐにコンサルトを.

頻度としては減りますが,壊死性筋膜炎,コンパートメント症候群も早急にコンサルトが必要です.

脱臼については肩関節脱臼については整復した経験のある方はトライしてよいと思いますが無理な整復操作は医原性損傷を起こしますので自信がなければコールを.

骨折があるかないかの画像ダブルチェックについては夜中は不要です. 上述の通り骨折の存在を否定せず,翌日の整形外科受診まで RICE で.

悩ましいのは骨折があるときに整復が必要かどうかですが,明らかな転位がある(ココ,ズレてる!)場合や悩んだときには夜間でもコールをお願いします.

参考文献

・公益社団法人日本麻酔科学会:麻酔薬および麻酔関連薬使用ガイドライン 第3版. 2018
・内田淳正(監). 標準整形外科学 第11版. 医学書院. 2011
・UP To Date:Monoarthritis in adults:Etiology and evaluation
・糸満盛憲,田中 正ほか(編):AO 法骨折治療 第2版. 医学書院. 2010

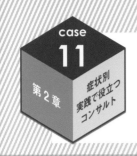

関節痛で
アレルギー膠原病内科

宮脇義亜

まずはこれだけ！　関節痛フローチャート

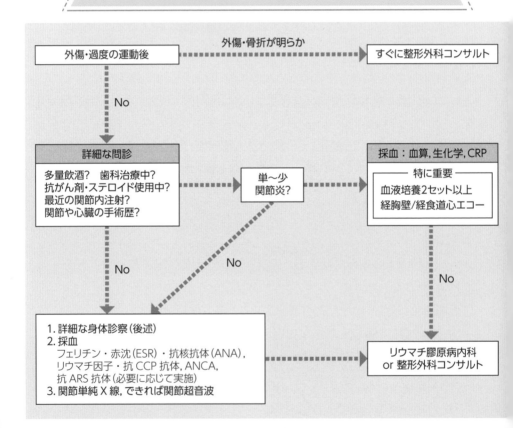

case 11　関節痛でアレルギー膠原病内科

疑うべき疾患

【重症なので必ず検討すべき疾患】	【頻度が多い疾患】

【重症なので必ず検討すべき疾患】

・感染性心内膜炎　　　　　☆☆☆

・感染性関節炎　　　　　　☆☆☆

・腫瘍随伴症候群　　　　　☆☆

・リウマチ性多発筋痛症　　☆

【頻度が多い疾患】

＜中年以降～高齢者＞

1. 変形性関節症
2. 結晶（誘発）性関節炎
3. 関節リウマチ, リウマチ性多発筋痛症
4. 感染性関節炎

＜若年成人＞

1. ウイルス性関節炎（HBV・HCV・EBV・パルボウイルス）
2. 関節リウマチ
3. 反応性関節炎(リウマチ熱・細菌性下痢・尿道炎後など)
4. 膠原病(SLE, 全身性血管炎, 全身性強皮症, 皮膚筋炎／多発筋炎, MCTD, 成人発症スティル病, ベーチェット病, 自己炎症性疾患など)
5. 脊椎関節炎（乾癬性, 強直性脊椎炎, 掌蹠膿疱症関連, 炎症性腸疾患関連など）

✎ 一言メモ

患者さんは関節痛と関係ないと思う症状やエピソードは語ってくれません. 記憶が鮮明な時期に接する皆さんの攻めの問診と診察が診断の鍵になります.

第2章 症状別 実践で役立つコンサルト

コンサルト前，これだけは

問　診

- ☐「いつから」関節痛が始まりましたか
　※罹患期間の目安：急性＝6週間未満，慢性＝6週間以上
- ☐「どこが（どのくらいの数の関節が）」痛むのでしょうか
　※罹患関節数の目安：多関節≧5関節，少関節＝2〜4関節，単関節
- ☐「どのように」痛むのでしょうか
　例えば，ジンジン，ビリビリ，ズキズキ
- ☐「関節痛以外」の症状はないでしょうか
　発熱，口内炎や手足のしびれ，筋力低下，皮疹
　2〜6週間以内の下痢や尿路感染症など
- ☐ 他にも感染症のリスクとして以下の要因はないでしょうか
　多量飲酒者：＊目安は1日ビール1.5 L〜，日本酒3合〜，缶酎ハイ1 L〜
　子どもが熱を出した：伝染性紅斑（リンゴ病），風疹
　歯科で治療中，虫刺され（刺し口）
　風俗店勤務などの職業歴
　海外渡航歴

身体診察

- ☐ まずは両手に注目
　爪の点状の凹み，爪甲剝離⇒乾癬
　爪周囲の紅斑，手指側面の角化様変化（機械工の手）⇒皮膚筋炎
　皮膚硬化，手指のレイノー現象（特に冬場，指1本全体が白く）⇒強皮症・混合性結合組織病

掌蹠（しょうせき）膿疱⇒SAPHO症候群
両手〜手指にはこれらの診断につながる所見が見られることがあります
- 次に関節の評価
関節内に原因がある（関節炎），あるいは関節外に原因があるのかを意識します

関節痛と関節炎の関係（図1）

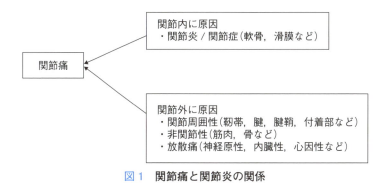

図1 関節痛と関節炎の関係

- 左右を見比べると発赤や腫脹が明らかな場合があります（関節炎）
- 症状のある関節では特に慎重に触診し，硬さや熱感の有無を確かめます
- 一方向に対してのみ関節の可動域が制限される，あるいは強い痛みを生じる場合は，関節炎よりも関節外の原因による関節痛を疑います
- 足趾の関節やアキレス腱付着部など，気を付けていないと見過ごしやすい場合がありますので，靴下や靴を脱いでもらい忘れずに確認します

第2章 症状別 実践で役立つコンサルト

検 査（結果判明までの目安）

- 血算・血液像含む，CRP，フェリチン，赤沈（ESR）
  ※赤沈亢進（mm/1時間値）：目安　男性＞年齢÷2，女性＞（年齢＋10）÷2
- リウマチ因子（2〜4日），抗CCP抗体（2〜4日），KL-6（2〜4日）
- 蛍光抗体法による抗核抗体（2〜4日）
  ※染色型判定が重要ですので可能な限り蛍光抗体法による抗核抗体を提出
- 尿定性だけでなく尿沈渣と尿蛋白/クレアチニン比も忘れずに提出

専門家から非専門家に伝えたいこと

　入院・外来問わず関節痛を訴える患者さんは非常に多く，患者さんの関節痛が意味するものは多彩です．関節痛を訴える患者さんの中で特に頻度が高い疾患として有名なものは変形性関節症と関節リウマチです．鑑別にしばしば用いられる表を簡略化し記載しています（表1）．手根管症候群や肘部管症候群による痛み，妊娠時，産後，更年期の女性に比較的よく発症する手指屈筋腱の腱鞘炎によるこわばり（手指の曲げにくさ），薬剤（特にタキサン系，白金製剤などの抗癌剤）使用，糖尿病，ビタミン欠乏に起因するジンジン・ビリビリとしたしびれ（ポリニューロパチー），線維筋痛症や甲状腺機能低下症などで生じる全身痛を「関節が痛む」と表現されるケースがあります．

　さまざまな「関節痛」と，「関節炎」を区別するためには身体診察が重要ですが，熟練した専門家の診察でも関節炎の有無を100％判別することは困難とされています．幸い，近年では検査技師による関節超音波検査を実施する施設が増えています．関節超音波検査は，微細な血流シグ

ナルを捉えることにより，炎症の有無や局在，関節骨破壊まで検出することができます．何度も繰り返して実施できることから，他覚的に関節が腫れているかどうかわからないときに，関節超音波検査をオーダーすることも選択肢の1つです．関節滑膜内に血流シグナルを認めるときは，「関節炎」としてリウマチ（膠原病）科へコンサルトする根拠になります．関節所見の確認のため，時間があるときには超音波検査を見学しに行くのも診察技術を磨くうえでおすすめです．もちろん，皆さんが関節をみたとき，明らかに腫れていることがわかるなら，超音波検査をするまでもなく専門科に即コンサルトしてください．

　頻度は少ないですが骨折や感染，悪性腫瘍などを背景に関節痛が出現することがあります．典型的な感染性関節炎では，高齢者，糖尿病や副腎皮質ステロイド薬使用といった免疫抑制状態や，最近の関節手術や注射といったリスク因子がある患者さんに，主として単〜少関節痛の病像をとります．感染性心内膜炎などの敗血症の一症状として関節痛が出現する場合もあり，歯科治療歴，心疾患の既往などのリスク因子をもつケースには，積極的に血液の（一般細菌/抗酸菌）塗抹・培養検査を提出しましょう．注意深い問診と診察から，わずかでも可能性が疑われる場合には，積極的に各種培養検査や画像検査を行い，早期発見・早期治療へつなげることが重要です．

　専門科へのコンサルトが当日どうしても難しい場合や，家事や仕事などの日常生活に支障があるケースに対してはきちんと鎮痛剤を出して関節痛に対処しましょう．症状の程度に応じて，貼付薬（テープ，パップ），アセトアミノフェン，NSAIDs（ロキソプロフェンやセレコキシブなど）で対応します．注意すべきことは，副腎皮質ステロイド薬（プレドニゾロンやリンデロンなど）の使用は避けることです．鎮痛（抗炎症）効果が高い副腎皮質ステロイド薬は，診断根拠となる炎症所見をマスクします．また，糖尿病や感染症が潜在するとしばしば病勢を悪化させます．

第2章 症状別 実践で役立つコンサルト

　関節痛には，関節以外の全身症状や併存疾患を常に念頭に置きながら対処することがとても重要です．

表1　関節痛をきたす疾患（関節数と発症形式ごと：簡略版）

	単～少関節	多関節※
急性	感染性関節炎（細菌性，真菌）☆☆☆ 感染性心内膜炎☆☆☆ 外傷，過度の運動後 結晶誘発性関節炎（痛風・偽痛風） 反応性関節炎	感染性関節炎（淋菌性）☆☆☆ 感染性心内膜炎☆☆☆ ウイルス性関節炎（HBV・HCV・EBV・パルボウイルス B19・風疹） 関節リウマチ（初期） リウマチ性疾患（初期） 膠原病（初期）
慢性	結核性関節炎☆☆☆ 腫瘍随伴症候群☆☆ 変形性関節症 無腐性骨壊死（多量飲酒・副腎皮質ステロイド使用中） 関節リウマチ（初期） リウマチ性疾患（初期） 膠原病（初期）	結核性関節炎☆☆☆ 腫瘍随伴症候群☆☆ 変形性関節症 無腐性骨壊死（多量飲酒・副腎皮質ステロイド使用中） 関節リウマチ リウマチ性疾患 膠原病

MEMO

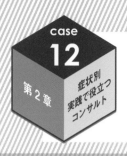

乏尿・無尿（急性腎障害）で腎臓内科

第2章 症状別 実践で役立つコンサルト case 12

石田真美

まずはこれだけ！ 乏尿・無尿フローチャート

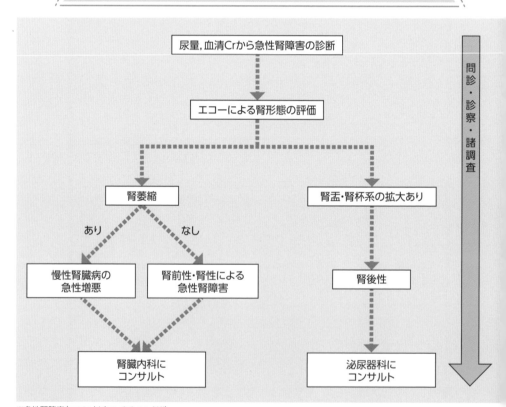

※急性腎障害（acute kidney injury: AKI）

case 12　乏尿・無尿（急性腎障害）で腎臓内科

疑うべき疾患

【重症なので必ず検討すべき疾患】

・急性尿細管障害（虚血性・腎毒性）[1]

　　　　☆☆☆（ショック状態）～☆☆

・高血圧緊急症による急性腎障害　　☆☆☆

・腎動脈狭窄（大動脈解離，腎動脈血栓など）

　　　　　　　　　　　　　　　　☆☆☆

・腎糸球体・間質の障害（血尿蛋白尿あり）

　による急性腎障害[2]　　　　　　☆☆

（全身性疾患に伴う臓器障害としての腎疾患）

・血栓性微少血管症（thrombotic microangi-

　ography：TMA）[3]　　　　　　☆☆☆

・コレステロール塞栓症[4]　　　　☆☆

【頻度が多い疾患】

・薬剤性腎障害(NSAIDs,
造影剤，抗腫瘍薬，
抗菌薬，免疫抑制薬
など）

・慢性腎臓病の急性増
悪（心不全合併，感
染症合併，薬剤性腎
障害の合併）

・非特異的急性腎障害[5]
（背景リスクに要因
が重なることで発症）

[1] 虚血性は全身の循環血漿量低下や血圧低下などにより腎低灌流が遷延し，腎前性 AKI から連続的に腎性 AKI へ移行する状態．腎毒性は抗腫瘍薬，造影剤，抗菌薬などによる薬剤性が原因となることが多い．
[2] ネフローゼ症候群に伴う急性腎障害，ANCA関連血管炎やループス腎炎などによる急速進行性糸球体腎炎，急性間質性腎炎がある．
[3] 血小板減少，溶血性貧血等を伴い，微少血栓障害により腎臓や中枢神経系の障害をきたす疾患．溶血性尿毒症症候群（HUS），血栓性血小板減少性紫斑病（TPP）などがある．
[4] 動脈硬化の強い症例でカテーテル治療や血管手術後に発症する．
[5] 主な要因として敗血症，心不全，肝腎症候群（肝硬変），多臓器不全（ICU 入室症例など），術後（心臓手術後，非心臓手術後）がある．

🖉一言メモ

まずは腎後性腎不全（前立腺肥大，神経因性膀胱など泌尿器科疾患による両側水腎症）がないか，鑑別しましょう

腎後性を疑う場合は泌尿器科にコンサルトし，腎後性の要因が否定できれば，腎臓内科にコンサルトしましょう

119

第2章 症状別 実践で役立つコンサルト

コンサルト前，これだけは

問 診

- 「発症の経過は突然ですか？」
  急に，尿が出なくなった！（急激な経過）
  　　　　vs
  いつのまにか浮腫が強くなっているのに気づいた（緩徐な経過）
- 病歴の聴取
  ①もともと持っていたリスク因子と，②今回悪くなるきっかけとなった要因を分けて聞きましょう
  ①基礎疾患やリスク因子
  慢性腎臓病，急性腎障害の既往，体液量減少の状態（高齢者，食欲不振など），糖尿病，悪性腫瘍，慢性疾患（心臓，肺，肝臓），NSAIDs や ACE 阻害薬/ARB の内服歴など
  e.g.「腎臓の機能が悪いと言われていますか？」
  　　「治療中の病気はありますか？ どんなお薬を内服していますか？」など
  ②今回悪くなるきっかけとなった要因
  造影剤，腎毒性の薬物，手術後，敗血症，先行感染，心不全など
  e.g.「最近，飲み始めた薬はありますか？」
  　　「最近，受けた検査や治療はありますか？」
  　　「いつから熱がありますか？」など

身体診察

- バイタルサイン（特に血圧）
- 呼吸状態，眼瞼や下肢などの浮腫の評価（体液過剰の評価）

検　査

❏ 血液検査（血算・生化学　特に血清 Cr と電解質 Na，K，Cl，Ca に着目）

❏ 血ガス

迅速に代謝性アシドーシスと高カリウム血症の評価を！

動脈血ガスがあればよいが，無理なら静脈血ガスでも可

❏ 尿検査（できれば　テステープで可）

❏ エコー（腎臓の形態の評価）

水腎症があるなら，泌尿器科へコンサルトしましょう！

（できれば）慢性腎障害の評価　腎萎縮性変化があるかどうか

（できれば）腹水や胸水の有無，下大静脈径など体液量の評価

❏ 胸部 X 線（心不全の有無，肺炎の有無など）

専門家から非専門家に伝えたいこと

一番重要なのは，病歴の把握，臨床状況を知ることです．

ICU など入院中に発症した AKI なのか，元気な患者さんに発症した AKI なのかで，考えるべき鑑別疾患が異なります．また，ベースラインの腎機能（血清 Cr）や尿量の変化も，診断基準となる重要な情報です．まずは，病歴聴取とカルテ情報，お薬手帳などで情報収集をしましょう．緊急透析を検討すべき 4 条件（心不全症状，高カリウム血症，代謝性アシドーシス，尿毒症症状）を認めた場合には，すぐにコンサルトしてください．

腎前性/腎性の病態はしばしば連続的で明確に区別することは困難です．最近は，AKI が回復するまでの期間で鑑別する Transient AKI/Persistent AKI という概念が広まってきています[1]．AKI 治療で重要なこと

第2章／症状別　実践で役立つコンサルト

は，Persistent AKI をいかに早く鑑別し，治療戦略を立てられるか，ということになります．尿量の変化，血清 Cr を用いた国際的な AKI の診断基準には，RIFLE 基準[2]，AKIN 基準[3]，KDIGO 基準[4]（表 1, 2）があり，日本においても AKI（急性腎障害）診療ガイドライン[5]が出版されていますので，ご参照ください．

表 1　KDIGO 基準の定義

48 時間以内に血清 Cr が 0.3 mg/dL 以上上昇 or 血清 Cr がベースラインから 1.5 倍以上上昇（7 日以内）or 尿量 0.5 mL/kg/hr 未満が 6 時間以上持続

表 2　KDIGO 基準のステージ

stage	血清 Cr	尿量
1	ベースラインから 1.5〜1.9 倍の上昇 or 血清 Cr 0.3 mg/dL 以上の上昇	尿量<0.5 mL/kg/hr，6 時間以上持続
2	ベースラインから 2〜2.9 倍の上昇	尿量<0.5 mL/kg/hr，12 時間以上持続
3	ベースラインから 3 倍の上昇 or 血清 Cr 4.0 mg/dL 以上の上昇 or 腎代替療法の開始 18 歳未満では eGFR 35 mL/min/1.73 m² 未満への低下	尿量<0.3 mL/kg/hr，24 時間以上持続 or 無尿 12 時間以上持続

AKI に関しての最新の話題ですが，長期予後を調べた研究の系統的レビューで AKI は，CKD への進展，末期腎不全発症，死亡リスクが高いと結論づけられています[6]．Subclinical AKI という，血清 Cr が上昇しない程度の腎障害でも透析開始や院内死亡のリスクとなることもわかっており，尿 NGAL，L-FABP，NAG といった AKI バイオマーカーが腎障害のより鋭敏な指標になる可能性が示唆されています[7]．AKI を発症する全身状態の悪い症例ではサルコペニアを伴っていることも多く，血清 Cr 上昇が過小評価されてしまうこともあります．AKI の早期診断，適切

な治療方針の決定，予後予測に，このようなバイオマーカーの有用性が
期待されています．

参考文献

1）阿部雅紀（編著）：AKI（急性腎障害） 治療の実際．日本医事新報
社．2018

2）Bellomo R, et al：Acute renal failure-definition, outcome measures,
animal models, fluid therapy and information technology needs：
the Second International Consensus Conference of the Acute
Dialysis Quality Initiative（ADQI）Group. Crit Care 8（4）：R204-
212, 2004

3）Mehta RL, et al：Acute Kidney Injury Network：report of an initia-
tive to improve outcomes in acute kidney injury. Crit Care 11（2）：
R31, 2007

4）KDIGO Clinical Practice Guideline for Acute Kidney Injury. Kidney
Int Supple 2（1）：1-138, 2012

5）AKI（急性腎障害）診療ガイドライン作成委員会　編：AKI（急性腎
障害）診療ガイドライン2016．日腎会誌 59（4）：419-533, 2017

6）See EJ, et al：Long-term risk of adverse outcomes after acute kid-
ney injury：a systematic review and meta-analysis of cohort stud-
ies using consensus definitions of exposure. Kidney Int 95（1）：
160-172, 2019

7）Nickolas TL, et al：Diagnostic and prognostic stratification in the
emergency department using urinary biomarkers of nephron dam-
age：a multicenter prospective cohort study. J Am Coll Cardiol 59
（3）：246-255, 2012

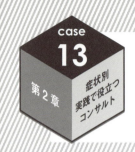

意識障害で
糖尿病・内分泌代謝科

第2章 症状別実践で役立つコンサルト case 13

小野えあ

> まずはこれだけ！　意識障害フローチャート

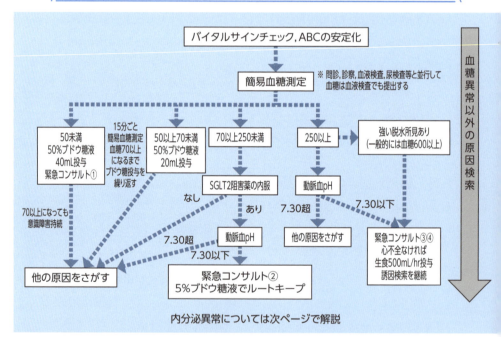

※ 尿ケトン体強陽性(3+以上)の場合は血糖値に関わらず緊急コンサルト．
※ 治療前の動静脈血と尿の保存検体が多めにあると助かります(動脈血は生化学，静脈血は生化学・血算スピッツ)．
※ 糖尿病・内分泌内科通院中断中であれば待機的にコンサルト．

case 13 意識障害で糖尿病・内分泌代謝科

疑うべき疾患

糖尿病・内分泌内科疾患は AIUEOTIPS に基づき考えてください.

心不全, 頻脈[1]	甲状腺クリーゼ	☆☆☆
	褐色細胞腫クリーゼ	☆☆☆
低 Na 血症	副腎クリーゼ	☆☆☆
	SIADH	☆☆
	水中毒	☆☆
	中枢性塩類喪失症候群, 塩類喪失性腎症, 鉱質コルチコイド反応性低ナトリウム血症	☆☆
高 Na 血症	尿崩症	☆☆
	高浸透圧高血糖状態	☆☆☆
高 Ca 血症クリーゼ[2]	原発性副甲状腺機能亢進症 急性増悪	☆☆☆
	医原性, 腫瘍随伴症候群, 肉芽腫性疾患など	☆☆☆
甲状腺疾患治療歴	粘液水腫性昏睡	☆☆☆
	橋本脳症	☆☆
	甲状腺クリーゼ	☆☆☆
頭痛, 眼球運動障害	下垂体卒中[3]	☆☆☆
低血糖	糖尿病治療に伴う低血糖	☆☆
	副腎不全	☆☆
	インスリノーマなど	☆☆
高血糖	糖尿病性ケトアシドーシス	☆☆☆
	高浸透圧高血糖状態	☆☆☆
SGLT2 阻害薬内服（正常血糖）	正常血糖ケトアシドーシス	☆☆
免疫チェックポイント阻害薬使用	劇症 1 型糖尿病・糖尿病性ケトアシドーシス	☆☆☆
	副腎クリーゼ	☆☆☆
通院中断や不適切な減薬	甲状腺クリーゼ, 副腎クリーゼ, 粘液水腫性昏睡, 高浸透圧高血糖状態, 糖尿病性ケトアシドーシス	☆☆☆
感染症など誘発因子	甲状腺クリーゼ, 副腎クリーゼ, 粘液水腫性昏睡, 高浸透圧高血糖状態, 医原性低血糖	☆☆☆

☆☆☆のものはすべて糖尿病・内分泌内科に緊急コンサルトが必要.
[1] クリーゼに伴う循環不全の場合, 循環器内科にも緊急コンサルト.
[2] 高 Ca クリーゼでは緊急透析が必要となりやすいため, 担当診療科に緊急コンサルト.
[3] MRI で下垂体部に出血・梗塞所見を認めた場合は脳外科にも緊急コンサルト.

125

第2章 症状別 実践で役立つコンサルト

意識障害の原因がわからなくて困った時に確認してね

	緊急性の高い内分泌代謝性疾患	典型的な症状・所見・病歴		対応
心不全,頻脈	甲状腺クリーゼ	症状：高熱，多汗，循環不全，下痢・黄疸 所見：甲状腺エコーで腫大・血流亢進や眼球突出	病歴：甲状腺機能亢進症治療中断・怠薬＋誘因 初発のこともあるので疑うのが重要	糖尿病・内分泌内科と循環器内科に緊急コンサルト
	褐色細胞腫クリーゼ	症状：高血圧クリーゼ 所見：腹部エコー（腫瘍圧迫はNG）や単純CT（造影禁忌）で副腎巨大腫瘍，心エコーでたこつぼ型心筋症様	病歴：高血圧既往あり，平時に頭痛や冷汗の自覚 軽微な刺激で誘発されるため誘因はだいたい不明	糖尿病・内分泌内科と循環器内科に緊急コンサルト
低Na血症	副腎クリーゼ	症状：急性循環不全，脱水，倦怠感，食欲不振，下痢や腹痛，発熱など 所見：低血糖，好酸球増多，皮膚色素沈着など	病歴：ステロイド使用中の怠薬や不適切な減量，ストレス時に適切に増量できなかった場合薬剤や下垂体卒中，副腎出血などに伴うものもある	糖尿病・内分泌内科緊急コンサルト
	SIADH	体液量正常な低浸透圧血症．頭蓋内病変や肺疾患，悪性腫瘍，薬剤使用により引き起こされうる		糖尿病・内分泌内科待機的コンサルト
	水中毒	1日3L以上の飲水で起こるとされる		
	CSWS, RSWS, MRHE	CSWSは脳損傷後，RSWSはプラチナ製剤使用中，MRHEは高齢者に多い		
高Na血症	尿崩症	症状：口渇，多飲，多尿（3L/day以上）	所見・病歴：下垂体病変に伴うものが多い	糖尿病・内分泌内科待機的コンサルト
	高浸透圧高血糖状態	所見：600を超える著明な高血糖，高度脱水 アシデミアや尿ケトンはあっても軽度	病歴：糖尿病患者が何らかの誘因により全身状態悪化した際引き起こされる	生食補液（500mL/hr）を行いつつ糖尿病・内分泌内科緊急コンサルト
高Ca血症	原発性副甲状腺機能亢進症急性増悪	症状・所見：補正血清Ca（血清Alb＜4g/dLの場合 実測Ca濃度＋4－血清Alb）が15mg/dL以上，多臓器障害あり CTで腫瘍やリンパ節腫脹を認めることがある	病歴：原発性副甲状腺機能亢進症の治療歴，家族歴	大量補液，緊急透析の準備
	医原性，腫瘍随伴症候群，肉芽腫性疾患など		病歴：活性型ビタミンD内服や扁平上皮癌などの悪性腫瘍 血液腫瘍，肉芽腫など	糖尿病・内分泌内科含め必要な診療科に緊急コンサルト

	緊急性の高い内分泌代謝性疾患	典型的な症状・所見・病歴		対　応
甲状腺疾患治療歴	粘液水腫性昏睡	症状・所見：低体温，循環不全（徐脈, 低血圧），酸素投与が必要な呼吸不全，低 Na 血症	病歴：チラーヂン S 怠薬，未治療重症甲状腺機能低下症＋寒冷曝露，感染症，薬剤などの誘因	糖尿病・内分泌内科緊急コンサルト誘因検索
	橋本脳症	背景に橋本病があるが，著明な甲状腺機能異常や多臓器障害を伴わない		脳神経内科にコンサルト
	甲状腺クリーゼ	上記参照		上記参照
頭痛，眼球運動障害	下垂体卒中	症状：急激な頭痛，視力や眼球運動の異常 所見：低 Na 血症（副腎不全）	画像検査（thin slice が望ましい）で下垂体に腫瘍あり，内部に出血性または梗塞性変化	糖尿病・内分泌内科と脳外科に緊急コンサルト
低血糖	糖尿病治療に伴う低血糖	インスリン，SU 剤，グリニド薬内服中＋食事量低下や活動量増加，ないし過剰投与		低血糖対応を行いつつ糖尿病・内分泌内科緊急コンサルト
	副腎不全	全身倦怠感，食欲不振など慢性的な体調不良. 続発性では皮膚色素沈着あり		
	インスリノーマなど	低血糖をきたしうる薬剤の使用がないにもかかわらず，著明な低血糖をきたす稀な疾患がいろいろある		
高血糖	糖尿病性ケトアシドーシス	症状：直近の口渇・多飲多尿歴，腹痛・嘔吐 所見：尿ケトン強陽性，アシデミア，大呼吸	病歴：インスリン注射の自己中断やポンプトラブル，清涼飲料水多飲など. 糖尿病初発症状のこともある	心機能確認の上生食補液（500 mL/hr）を行いつつ糖尿病・内分泌内科緊急コンサルト
	高浸透圧高血糖状態	上記参照		
	乳酸アシドーシス	メトホルミン内服で誘発されるが，一般的にはほかに循環不全など組織低酸素を伴う主病態がある		

第2章 症状別 実践で役立つコンサルト

コンサルト前，これだけは

※身体診察やほかの検査，点滴投与，処置の前に必ず血液（静脈血，糖尿病性ケトアシドーシスを疑うなら動脈血も），尿検体を多めにとって保存してください．

問 診

- ☐ 来院前に過去カルテを確認（既往歴，通院歴，直近の処方薬）

※以下可能であれば
- ☐ 既往歴（糖尿病なら病型まで）
- ☐ 内服，注射薬とその用量，期間
- ☐ 発症ないし発見時の様子
- ☐ 時間経過
- ☐ 最近おかしい様子や訴えがなかったか
- ☐ 最近の摂食，飲水，排尿状況
- ☐ 清涼飲料水やアルコールの多飲歴

身体診察

- ☐ バイタルサイン，モニター装着
- ☐ 簡易血糖測定（診察とともに）→異常があれば繰り返し行う
- ☐ 皮膚診察（冷汗，脱水，浮腫，乾燥，毛髪の状態）
- ☐ 甲状腺視触診
- ☐ 異常呼吸の有無，呼気ケトン臭
- ☐ るい痩や肥満の有無
- ☐ 頭痛，頸部痛，髄膜刺激徴候の有無
- ☐ 神経診察

検　査

❑ 採血（血算，生化学，血糖）

Ca 評価には Alb 補正（4 g/dL 未満の場合）が必要

補正式：実測 Ca 濃度＋4-血清 Alb

内分泌採血は複雑なのでオーダーは専門医に任せてよいが，初診時の検体保存が必須

❑ 検尿（定性，電解質，浸透圧）

状況に応じて薬物検査も考慮

❑ 血液ガス検査

糖尿病性ケトアシドーシスを疑う場合は動脈検体保存を

❑ 12 誘導心電図

下記は必要に応じて

❑ 頭部，胸腹部単純 CT 検査

褐色細胞腫を疑う場合，造影は禁忌

❑ 頭部 MRI 検査

❑ 超音波検査

甲状腺，腹部（副腎），膀胱，心臓など

専門科から非専門家に伝えたいこと

○糖尿病内分泌内科に関連する意識障害について

　意識障害の鑑別として有名な「AIUEOTIPS」の I：Insulin（血糖異常）と E：Endocrinopathy（内分泌），Electrolysis（電解質）の中に，多岐にわたる鑑別疾患が挙げられることがおわかりいただけたかと思います．

　意識障害の方が来たらまず血糖を測ってください．そして血液・尿検

第2章 症状別 実践で役立つコンサルト

査で電解質を確認しつつ，鑑別をすすめてください．

意識障害の AIUEOTIPS

A：alcohol（アルコール・ビタミン B_1 欠乏）
I：Insulin（血糖異常）
U：Uremia（尿毒症）
E：Encephalopathy（脳症），Encephalitis（脳炎），Endocrinopathy（内分泌），Electrolytes（電解質異常）
O：Oxygen（低酸素血症），Opiate（麻薬），Overdose（薬物中毒）
T：Trauma（外傷），Temperature（高体温・低体温），Tumor（脳腫瘍）
I：Infection（感染症）
P：Psychiatric（精神疾患）
S：Shock（ショック），Seizure（てんかん），Stroke/SAH（脳血管障害）

それから，どうしましょう？

○内分泌疾患の診断は難しい

内分泌に関する検査には以下の特徴があります．

・結果が出るのに時間がかかる
・時間帯や状態によって正常値が変わる
・正常値でも相対的に異常のことがある
・複数の項目を同時に測定しないと正確に判断できない

上記に加えて臨床像の特徴として以下のものがあります．

・特徴的な所見に当てはまらないことがある
・内分泌疾患が他の疾患の結果，あるいは原因となっていることがよくある

〔感染症による内分泌クリーゼや粘液水腫性昏睡や高浸透圧高血糖症候群，急性膵炎による糖尿病性ケトアシドーシス，副腎不全やSIADH

（抗利尿ホルモン不適合分泌症候群）による低Na血症など〕

したがって,

① 少しでも疑わしければコンサルトを考えてよい
② コンサルト前からいろいろな項目を測定しなくてよい
③ 治療や検査を行う前の検体を保存しておく
④ 病歴（既往歴や併発疾患,通院自己中断,投薬歴;ステロイドや免疫チェックポイント阻害薬など）が大きなヒントになる

というポイントを踏まえてコンサルトをしてほしいと思います.

もし検査値があったほうが依頼しやすいというときは,下記の項目は必ずセットで提出してください

	項 目	備 考
糖尿病	血糖値とHbA1c （HbA1cは月2回まで）	急激な血糖値の上昇にはHbA1cは反映しないため,血糖値の異常を優先する
インスリン分泌	インスリンまたはCペプチドと血糖値	最近のインスリン使用歴がなければインスリン,インスリン使用中であればCペプチド
甲状腺	TSH, Free-T3, Free-T4	異常があれば甲状腺エコー ホルモン高値であればTRAb,低値であれば抗サイログロブリン抗体を追加
副腎	ACTHとコルチゾール レニンとアルドステロン	時間帯や全身状態にも左右されるので条件にも配慮 <u>（全身状態不良時はACTH,コルチゾールは上昇しているのが正常）</u> ※早朝空腹安静時が最適です
その他下垂体系	・FSH, LHとエストラジオール,プロゲステロン（女性）またはテストステロン 上記に加えてPRL ・GHとIGF-1（ソマトメジン） ・ADHと血清浸透圧, Na	女性は性周期に左右されるので生理周期にも配慮 年齢によって基準値が異なるので注意 低Na血症ではADH測定感度以上＝異常

※測定しているホルモンに関与する薬剤使用（インスリンやステロイド,MR拮抗薬など）も検査値に大きく影響するため要注意

第2章 症状別 実践で役立つコンサルト

　全身状態不良の意識障害患者さんにおいてはまず，全身状態の安定化を目指してください．そして内分泌疾患の可能性に行き当たったら，是非相談してくださいね．

○糖尿病についてのコンサルト
　コンサルトの大半は糖尿病についてです．いまどき他疾患で受診・入院した人に糖尿病があった，なんてことは珍しくありません．こういう時，いくつかお願いしたいことがあります．

＜外来で＞
・手術や侵襲的処置，ステロイドを投与する化学療法の場合はHbA1c，血糖値をチェックし，管ー理不十分であれば事前にコンサルト．
・患者さんには「事前の血糖管理が必要なため受診してください」とだけ説明をし，糖尿病に関する情報収集や指導は糖尿病内科に一任してください．

＜入院前に＞
・入院する糖尿病患者さんのコンサルト閾値は低くてOKです．
※患者さんによっては入院するだけで重症低血糖を起こすこともあります．
・食事は適切なものをオーダーする（コンサルトして聞いてもOKです）．
・血糖測定をオーダーしておく（各食前と眠前の1日4検）．

＜入院中の注意点＞
・インスリン頻回注射をしている患者のインスリン中止は厳禁．
※糖尿病性ケトアシドーシスを起こす危険性があります．
・ステロイドや糖入りの点滴，食事（特に経管栄養は要注意）の後数日は，糖尿病の有無に関わらず必ず血糖測定する．依頼中であれば変更前に報告を．

※血糖測定漏れによる高浸透圧高血糖症候群や重症低血糖はたびたび経験します.

・退院が決定した時点で連絡する.

※糖尿病患者さんの退院準備には意外と時間がかかります.

＜もし入院中にコンサルトを決めた場合は＞

・上記の＜入院中の注意点＞の各項目を守ってください.

・適切な血糖管理に至るにはある程度の時間が必要です.

・依頼を決めてから診察までの短い間であっても血糖測定を開始しましょう（各食前と眠前の1日4検）.

○もし糖尿病内科医がいない時に高血糖緊急症を診療しなくてはならなくなったら？

当直バイト先で「中心静脈栄養中の患者さんが具合悪くて, 血糖値を測ってみたら Hi でした」と言われたことが3回くらいあります.

こういう時はヒューマリンR ないしノボリンR 50単位（専用シリンジで抽出すること. 0.5 mL）を生理食塩水 49.5 mL と混ぜてシリンジポンプで投与すると, 1 mL/hr＝インスリン1単位/hr で投与することができます.

シリンジポンプが使用できない場合は生理食塩水 500 mL にインスリン5単位を混注すれば, 100 mL/hr 投与でインスリン約1単位/hr＋生理食塩水 100 mL/hr が可能です.

高血糖の原因になっている点滴を止め, メインを生理食塩水に変更してください.

これらの準備を看護師さんに依頼しつつ知り合いの糖尿病内科医にヘルプを求めれば, 比較的スムーズに対応できると思います.

第2章 症状別 実践で役立つコンサルト

○**免疫チェックポイント阻害薬と内分泌疾患**

　最近は免疫チェックポイント阻害薬（オプジーボなど）の使用による内分泌異常も当たり前に知られるようになり，スクリーニングはかなり徹底されています

　しかし定期採血のみで全て発見できるわけではなく，適切にフォローしていても甲状腺クリーゼ，副腎クリーゼ，糖尿病性ケトアシドーシス（劇症1型糖尿病），粘液水腫性昏睡をきたすことがあります．

　起こりうる疾患，症状については事前に説明し，疑わしければ速やかに受診するよう指示し，内分泌内科と連携してください．

○**最後に**

　さて，糖尿病内分泌内科医が感心するTipsを紹介します．

　最近は他科の先生でもTSH, Free-T3, Free-T4を測定する機会が増え，それに関するコンサルトも増えています．

　Free-T3, Free-T4高値を見た時，大半の先生は『甲状腺機能亢進症』についてコンサルトしますが，実は血液検査だけでは機能亢進なのか破壊性甲状腺炎なのか判断できません．

　甲状腺ホルモン高値になる疾患のことをひっくるめて専門家は『甲状腺中毒症』と呼びます．だから「甲状腺中毒症」の病名でコンサルトされると，大半の糖尿病内分泌内科医は「お，やるじゃん」と思うことでしょう．

MEMO

結びに代えて

「学年が上がるとコンサルトは適当でもいい」説

　とんでもない見出しです。「学年が上がるとコンサルトは適当でもいい」説。どういうことかと言うと、「医者の学年が上になってくると、雑なコンサルトの仕方でも、相手が忖度してくれてきちんと診てくれる」ということですね。若手や学生のみなさんは、そんなことあるのか、とお思いでしょうか。

　これは、残念ながら本当のことです。しかも、このことは「何を言ったかじゃない。誰が言ったかだ」という、最も悲しいこの世の事実の一表現型にもなっています。

　ですが、この本を手にしているあなたと私は、そんなことには見向きもしません。なぜなら、プロの仕事というのはそういうものでは無いからです。

　プロとは、相手が誰であれ、態度を変えないものです。私も完全にできるわけではありませんが、これを心がけ続けるのがプロです。であれば、何年目になっても、イチョウになってもブチョウになっても、丁寧なコンサルトをすべきなのです。結果に影響するかどうかではありません。プロとしての矜持なのです。

　あなたがどれほどいいコンサルトをしても、評価は上がりませんし、給料も上がりません。コンサルトが雑でも、コンサルトを受ける相手の

先生が丁寧でちゃんとした先生だったら、患者さんの利益も変わらないかもしれません。そして丁寧にコンサルトをすると、時間と手間がかかります。

　しかし、あなたは丁寧なコンサルトをし続けます。私も続けます。他者からの評価に関係なく、ただただいい仕事のために、丁寧なコンサルトをするのです。この境地にたどり着いたとき、あなたの仕事は劇的に変わるでしょう。その時にはもう評価なんてどうでもいいのです、ただいい仕事をするだけなんですから。

　本書は、コンサルトという、一見些末なようで重要なものを通して、みなさんのプロ意識を磨くことも目的としていたのです。あなたがどれほどいい医師であっても、どれほどいい仕事をしても、世界はまったく変わりません。それでも、続けるのです。いい医師であること、いい仕事をすることを選び続けるのです。偉そうな口をきいていますが、私もまだまだ途上です。あらゆる評価軸からフリーになり、ただ、いい仕事をしたいものですね。

　2021 年 5 月

中山祐次郎

編者プロフィール

中山祐次郎（なかやま ゆうじろう）

　1980 年生．聖光学院中・高卒を理系ビリで卒業後 2 浪もして鹿児島大学医学部卒．都立駒込病院で初期・後期研修後，同院大腸外科医師として計 10 年勤務．2017 年 2 月から 2 ヶ月だけ福島県高野病院院長．臨床医を休んで行った京都大学大学院で優秀賞を受賞して公衆衛生修士を取得．2023 年に福島県立医科大学で医学博士．現在，神奈川県茅ヶ崎市の湘南東部総合病院外科にて，手術・臨床研究・若手医師指導の日々を送る．資格は消化器外科専門医，内視鏡外科技術認定医（大腸），ロボット手術指導者資格（大腸プロクター），外科専門医など．モットーは「いつ死んでも後悔するように生きる」．著書は一般向けに「医者の本音」(SB クリエイティブ），小説「泣くな研修医」シリーズ（幻冬舎），「俺たちは神じゃない」シリーズ（新潮社）など一般向け書籍で累計 80 万部を突破，Yahoo! ニュース個人では計 4 回の Most Valuable Article 賞を受賞．

　ずっと「医学書はやらない」と決めていたが，研修医を指導する日々のなかでどうしてもコンサルトの本の必要性を感じ，ベストセラー作家として医学書の世界へ殴り込み．他に「ダヴィンチ導入完全マニュアル」「技術認定試験突破のためのラパ S」（どちらもメジカルビュー社）がある．

Special Thanks! 本書は kokupo 先生，さとみな先生，荒木貴裕先生の参画なくしては完成しませんでした．改めて感謝申し上げます．

恥をかかない5年目までのコンサルト〈増補版〉
この一冊、10年使えます！

2021 年 6 月 30 日　第 1 版第 1 刷
2024 年 10 月 25 日　増補版第 1 刷 ⓒ

編　　　集　　中山祐次郎
発　行　人　　永田彰久
発　行　所　　株式会社シービーアール
　　　　　　　東京都文京区本郷 3-32-6　〒 113-0033
　　　　　　　☎ (03) 5840-7561 （代）Fax (03) 3816-5630
　　　　　　　E-mail／sales-info@cbr-pub.com
　　　　　　　ISBN 978-4-911108-54-3　C3047
　　　　　　　定価は裏表紙に表示
装　　　丁　　加治木由香利（三報社印刷株式会社デザイン室）
印 刷 製 本　　三報社印刷株式会社
　　　　　　　ⓒ Yujiro Nakayama 2024

本書の内容の無断複写・複製・転載は，著作権・出版権の侵害となることがあ
りますのでご注意ください．

JCOPY ＜(一社) 出版者著作権管理機構 委託出版物＞
本書の無断複製は著作権法上での例外を除き禁じられています．
複製される場合は，そのつど事前に，(一社) 出版者著作権管理機構
(電話 03-5244-5088, FAX 03-5244-5089, e-mail: info@jcopy.
or.jp) の許諾を得てください．